コロナ戦記

医療現場と政治の700日

コロナ戦記

医療現場と政治の700日

山岡淳一郎
YAMAOKA Jun-ichirou

岩波書店

まえがき

まさか現代世界で疾病による「ロックダウン(都市封鎖)」が行なわれようとは想像もしていなかった。せいぜい小説の話ぐらいにしか思っていなかったのに、新型コロナウイルス感染症のパンデミックが起きるや、国際的な大都市が次々と鎖《とざ》される。一挙に「政治」と「生活」の距離が縮まった。

日本では、感染症専門家が「これから一、二週間が瀬戸際」と警告すると、安倍晋三首相(当時)は「一斉休校」を宣言。疫学者は人と人との接触を八割減らせと言う。指導層が雲の上から「国民のみなさん」に向けて「神々の目線」で語りだした。アベノマスクに緊急事態宣言ときて、憂苦がつのる。現場に当たって書こうと決めた。首相官邸と専門家を含めた霞が関周辺の政治が「歴史の審判」を受けるには、最前線でコロナとたたかう医療従事者、保健師、行政職員やワクチン開発者、死線をさまよった感染者など、さまざまな当事者の記録が必要になると思ったからだった。

東京の永寿総合病院の集団感染の検証を振り出しに、日本初のコロナ院内感染を論理的な対応で抑え込んだ和歌山県、クルーズ船(ダイヤモンド・プリンセス号)の患者搬送に始まる医療体制の構築、GoToトラベル開始に前後して感染爆発した沖縄、置き去りにされる精神科の患者、集中治療室(ICU)の運用と病床確保の実態……と、全国の現場をめぐり、取材をした。

一連のしごとは、私にとって、かつて評伝を著した医師出身の政治家、後藤新平(一八五七〜一九二九）の系譜を継ぐ者を見出す行為でもあった。後藤は、日清戦争後、大陸から帰還する二三万余の将兵への大検疫事業を成し遂げたことで知られる。下関沖の彦島、広島沖の似島、大阪沖の桜島の三カ所に巨大な検疫施設を建設し、一刻も早く上陸しようと猛《たけ》る軍人を押しとどめ、現場を指揮した。その胸奥には、感染症の前に権力者も貧乏人もない、ともに救われねばならないという「公共の思想」が脈打つ。コロナの大流行に直面し、県レベルで病院長会議を設けて病床を増やした医師や、地域完結型の対策を確立した保健所長と職員、修羅場に飛び込んだ技官、患者を懸命にケアする看護師と救急医……ご本人たちには失礼かもしれないが、そこに後藤の現代的たたずまいを感じていた。

その間、首相だった安倍は体調不良で辞任し、菅義偉が跡を継ぐ。菅は、東京都知事の小池百合子と「政争」を展開しつつ、世論の反対を押し切って、東京五輪・パラリンピックを行ない、自身の権力維持を図った。小池は、都知事選で再選をはたすと、パフォーマンス色の濃い策を連発するが、東京は一向にエピセンター（感染震源地）を脱せられない。国も都も迷走し、現場の知が届かなかった。

政府迷走の帰結が菅の退陣である。が、しかし、失政を菅個人の資質で片づけてはなるまい。菅の次に岸田文雄が権力の座についたところでウイルスが消えるわけではない。日本の統治機構で政策を立案し、執行するのは官僚や閣僚であり、政府の諮問を受ける専門家の責任も重い。司令塔が機能せず、大本営の失策を前線の将兵が必死で補って、たたかう。そのような古くさい比喩が、いまだにこの国を覆っているのはどうしてなのだろうか。

この問いを出発点として、医療現場と政治の七〇〇日を追っていこう。

（本文中、敬称を省略させていただきました）

目次

コロナ戦記　医療現場と政治の７００日

第1章　永寿ケース

東京都台東区の永寿総合病院（四〇〇床）は、羅針盤が壊れた船のように方向感覚を失い、「院内感染」という暴風雨圏に突っ込んでいた。二〇二〇年三月下旬、見えない新型コロナウイルスが病棟から病棟へ侵入し、高齢患者の命を次々と奪っている。医師や看護師は殺人ウイルスの恐怖に苛《さいな》まれ、「死ぬかもしれない。子どもたちをよろしく」と配偶者に託して病棟に入った。一般の診療は全面的に止まる。二カ月あまり永寿は孤立した。

六月上旬に診療が再開されるまでに入院患者一〇九人、職員八三人が感染し、原疾患で闘病中の四三人が死亡した。陽性患者の約四割が亡くなっている。わけても白血病などを治療する血液内科では、感染した四八人のうち、二三人が命を落とした。凄まじい死亡率である。

新型コロナ感染症の第一波は全国各地で院内感染を引き起こしたが、そのなかで永寿のケースは最大の悲劇だった。病院内の感染爆発（アウトブレイク）は死と隣り合わせの非常事態であった。

永寿では、なぜこれほど院内感染が拡がったのか。感染を抑える手だてはなかったのだろうか。

院内がパニックに陥ったころ、コロナに関する情報は少なく、パンデミックは序章の段階だった。

永寿の医療者は未知の恐怖と遭遇し、懸命に立ち向かっている。だからこそ、感染の制御は「初動」が重要だった。永寿ケースは、その後、日本じゅうの医療機関や高齢者施設が直面するコロナとのたたかいの先駆けであった。その敗北の厳しい現実を解きほぐし、経緯をたどるところから本書の筆を起こしたい。それが、病原体に侵されて逝った人たちへのささやかな鎮魂であり、失敗の本質に近づく狭いけれど確かな入口だと私は思う。事実の一つ一つが「次」へのメッセージである。

混乱する現場へ

感染爆発のさなかの二〇二〇年三月三〇日、針路が定まらず、迷走している永寿に、感染制御のプロが送り込まれた。厚生労働省クラスター対策班が派遣した「永寿総合病院調査チーム」である。リーダーは具芳明《ぐよしあき》医師、国立国際医療研究センター病院AMR臨床リファレンスセンターの情報・教育支援室長だった(以下、肩書はすべて当時)。

具は一九九七年に東京医科歯科大学医学部を卒業後、長野県の地域密着医療で名高い佐久総合病院に入職している。山間の町で臨床経験を積んだ後、静岡県立静岡がんセンターで臨床感染症のトレーニングを始め、国立感染症研究所の「実地疫学専門家養成コース(FETP)」で感染制御の実践論を学ぶ。その後、東北大学病院総合感染症科の助手、講師を経て国立国際医療研究センター病院に移った。二〇二一年四月以降は、母校、東京医科歯科大学大学院の教授を務めている。

じつは、FETPを修了した医師や看護師たちは、燃え広がった院内感染の「火消し役」だった。その存在はメディアが持ち上げる専門家の陰で目立たなかったが、貴重な実働部隊を構成していた。

第一波の感染拡大期、具は七つの医療機関の感染の炎を消した。永寿に足を踏み入れた第一印象は「全体像がわからない」、そして「混乱」、であった。具は語る。

「すでに保健所と東京都が入って院内感染対策を講じていました。陽性者は部屋を移して隔離し、医療従事者はガウンやマスクなどの個人防護具（ＰＰＥ）を着けていた。しかし、いま何人の陽性患者がどこにいて、いつ、どこで発症し、感染が拡がったのかという全体像がまったくわからなかった。全体像がつかめなければ、どこをどう遮断するかが見えてきません。病棟は混乱していました。各病棟で陽性患者が隔離されていたけど、陰性の人も同じ病棟にいて、ウイルス伝播のリスクが高かった。感染制御チーム（ＩＣＴ）はありましたが、専門の看護師さんは院内外からの電話の問い合わせに忙殺されて現場に行けないような状態でした」

具は院内感染の全体像を描く作業に着手する。時系列で発症した患者の数を棒グラフで示す「流行曲線（エピデミックカーブ）」の作成に取りかかった。実地疫学の基本である。流行曲線が描ければ、潜伏期間や感染の拡がりを検討する手がかりができる。壊れた羅針盤をよみがえらせる作業である。そのためには錯綜する感染情報を整理し、陽性患者それぞれの発症日を確定しなくてはならない。

日本のコロナ対策は、大前提として「感染症法（感染症の予防及び感染症の患者に対する医療に関する法律）」に則っている。この法律の枠組みで新型コロナ感染症は「指定感染症」とされ、患者の行動制限や、入院措置、医療費の公費負担などの対応が根拠づけられた。患者にＰＣＲ検査で陽性の診断をした医師は、「発生届」を保健所に出す。保健所は記入事項を確かめて都道府県に伝え、患者の療養先を割り振る。入院調整は基本的に都道府県が担う。

具は、台東保健所や東京都と永寿の発生データを共有し、陽性の患者、職員それぞれの電子カルテを読み解き、発症時期を確定していった。混乱状態での情報の整理は想像以上に時間がかかった。

一方で、感染制御チームとともに病棟を回り、感染対策のあやふやさに危機感を抱いた。例をあげると、PPEを着た医師や看護師はへとへとに疲れ、手袋を替えるべきところで替えていない。ナースステーションに汚染物は持ち込まないというルールも崩れかけている。混乱を収めるには陽性患者と陰性患者を集団的に隔離(コホーティング)して切り離し、汚染エリアとクリーンエリアを厳格に区分(ゾーニング)しなくてはならなかった。

永寿の院内感染は主に五階～八階の東と西、八つの病棟で発生していた。病棟の呼び方は東、西に分かれているが、同じ階のフロアは廊下でつながっており、東と西の患者や職員が交差して感染を拡げた可能性が高い。具は、初めて永寿に入った三月三〇日に、湯浅祐二院長(当時)はじめ医師たちを前に、病棟を再編するよう諭した。

「各病棟でバラバラに隔離されている陽性患者を同じ病棟にまとめましょう。陰性の人のなかには濃厚接触者もいますから、丁寧にフォローして状態の変化があればできるだけ早くPCR検査を行ない、陽性者を見つけて陽性病棟に移す。これを根気よくくり返していけば、新たな陽性者は出なくなるはずです。病棟を分けましょう」

入院患者は、三つの陽性病棟と三つの陰性病棟に振り分けられた。一般の診療が止まり、陽性者の転院や、比較的安定している患者を帰宅させたことで入院患者が減ったので、残り二つの感染病棟は閉鎖する。隔離とゾーニングが強化され、院内感染の制圧モードに入った。

流行曲線

四月半ば、具らの永寿調査チームは「支援報告」を公表した。ここに院内感染の流行曲線が描かれている(後掲図)。ようやく全体像が浮かび上がってきた。そもそも院内感染はいつ始まったのか。関係者は「起点」に注目した。始まりがわかれば伝播の過程が見えてくる。

調査チームは、感染の起点を発症のピークからポツンと離れた二月下旬、三月初旬の二人の入院患者と推定している。この二例が起点となり、病棟内で他の患者や医療従事者を介して集団発生につながった可能性がある、と指摘する。新型コロナ感染症は感染から発症まで数日から一〇日前後かかる。起点二例の患者は二月半ば、遅くとも後半には感染していたと推測される。ならば、起点二人の患者は、いつ、どこで感染したのか。ウイルスがどこから入ったのかという疑問が残る。

起点二例の発症後、二週間ばかり感染者の発生が途絶えているようだが、三月半ばに患者、医療従事者が発症し、一気にアウトブレイクが起きた。たいていの病院では数人が発症しても大騒動が勃発するが、永寿では一日に一四人、一五人と爆発的に感染者が増えている。なぜなのか。

流行曲線を手がかりに、さらに経緯を詳しく知ろうと、永寿病院の広報窓口を通して私は院長の湯浅に取材を申し込んだ。湯浅は、二〇二〇年七月一日に日本記者クラブで会見を行ない、亡くなった患者と遺族に陳謝し、状況を解説した。真摯さは伝わってきたが、事実関係にしぼった質疑応答は少なかった。総責任者の院長は多くの事実を知っているはずだ。

しかし、院長への取材は「(市中の)感染が終息しておらず、第二、第三波に向けて当院も対策を検討中（で多忙）」と拒まれた。職員に聞くと箝口令がしかれていた。東京都も情報開示に消極的で、永寿のケースでは記者会見すら開かない。調査チームの報告と具や匿名の関係者へのインタビュー、湯浅の会見内容、その後、雑誌に掲載された院長のインタビュー記事などを手がかりに、永寿総合病院の感染爆発の経緯を再現してみたい。できるだけ時間の流れに即して記そう。

最初の患者

意外にも、永寿病院とコロナ患者の接触をたどっていくと、起点二例よりももっと前に感染患者が病棟にいた事実に突き当たった。二月初旬、永寿は二人の感染患者を入院させている。ひとりは国内初のクラスターとされる屋形船での新年会に参加していた高齢男性だ。他の病院で「インフルエンザに感染後の肺炎」と診断され、永寿に運び込まれた。湯浅はこう語っている。

「（男性患者は）病状が改善し大部屋に移ってまもなく、都内でのクラスターの報道があった際に「自分もそこにいた」とおっしゃるので検査を依頼しましたが、その時の結果は陰性だったのです。ただ、これは新型コロナウイルスの難しいところで、同室の患者さんからは陽性が出て、後になってご本人の家族も発症され、陽性と判定されています」（『文藝春秋』二〇二〇年九月号、以下、カッコ内筆者注）

「都内でのクラスター」とは、一月の半ばに屋形船で開かれた個人タクシー組合の新年会を介して集団感染が起きたことをさす。東京都は、二月一四日の記者発表で、その事実を公表した。たちまち屋形船は風評被害に見舞われて、客足が絶えるのだが、記者会見の内容を知った入院中の男性患者が「自分もそこにいた」と言い出し、永寿の院内は騒然となった。永寿側は、患者と接触した全職員の

ＰＣＲ検査を保健所に求める。

しかし国の基準が立ちふさがり、広範な検査は行われなかった。この時点で徹底的に検査が実施され、陽性者が隔離されていたら集団感染は抑えられていたかもしれない。ここが最初の節目であった。

そのころ、厚生労働省健康局結核感染症課は、ＰＣＲ検査の対象を「発熱（37・5℃以上）かつ呼吸器症状」＋「発症から二週間以内に流行地域（中国の武漢市を含む湖北省など）に渡航または居住」という基準を軸に絞り込んでいた。検査に、武漢、湖北省からのウイルス侵入というフィルターをかけて制限している。だが、この考え方では、屋形船の新年会参加者は、武漢との直接的な関係がないため、疑い例にも入らない。厚労省基準では、市中で広がる感染経路不明の患者を見つけられなかった。二月二七日に厚労省結核感染症課は「新型コロナウイルス感染症に関する行政検査について」という通知で「入院を要する肺炎」が疑われ、「医師が総合的に判断」すればＰＣＲ検査を受けられるとやや対象を広げたものの、保健所は、武漢渡航歴の有無に引きずられ、疑わしい患者や接触者を検査対象から外してしまう。永寿だけでなく、他のコロナ疑いの肺炎患者を受け入れた病院も、保健所に検査を拒まれ、医療を管轄する東京都に不満をぶつける。そのような事態が起きていた。

永寿では、屋形船の新年会に出席していた男性患者は陰性と判定されたが、同室の患者から陽性者が出て、慌てて隔離をする。その後、感染者たちはどうなったのか。院長の湯浅は、肺炎患者がいた病棟での感染は「一旦収束」したと次のように述べている。

「同室の方の発症以後は、男性（患者）がいた病棟では、新規の肺炎患者は発生せずにご本人も退院されており、今回の集団感染よりも前に一旦収束を見たこともまた、確かです」（『文藝春秋』二〇二〇年九月号)。つまり、屋形船での新年会由来の集団感染と、のちのアウトブレイクは別のものと院長は断定している。が、はたして、ふたつの院内感染は別物なのか。永寿の感染拡大の謎を解く、検証上の最大のポイントが屋形船と永寿の感染のつながりである。

永寿の火消しに入った具は、こう語る。

「結論的には「わからない」です。関連している可能性はあるが、どこでどうつながっているかが確定できなかった」

永寿が二月初旬に受け入れたもう一人の感染患者は、欧州からの帰国者だった。他院の「帰国者・接触者外来」で陽性と判定され、永寿に入院している。こちらと院内感染のかかわりについても「不明」と具は言う。

そして、二月二六日、七〇代の男性患者Aが脳梗塞の診断で「五階西病棟」に入院した。起点二例の最初の患者である。Aは三月五日から発熱したが、誤嚥をくり返していたので主治医は「誤嚥性肺炎」による発熱と判断した。

三月四日、七〇代の男性患者Bが肺炎で同じく五階西病棟に入院する。起点の二人目の患者だ。

Bは「間質性肺炎」の再燃と診断され、新型コロナと関連づけられないまま時間が過ぎた。看護スタッフも次々高熱を発していたが、通年のインフルエンザと受けとめられている。なぜ、この段階で新型コロナ感染が視野に入らなかったのか。湯浅院長は、「当時はまだ、都内では一日の新規感染者が一桁にとどまっていて、累計の感染者数が五〇人ほどの頃でした。中国で大流行しているとはいえ、国内で、感染が広がっていたのは北海道や横浜のクルーズ船ぐらいで、医療体制のしっかりした日本で、市中感染が広がっているという認識はまだない時期です」(同前)とふり返っている。

状況を再確認しておこう。「当時」、ほんとうに「市中感染が広がっているという認識はまだない時期」だったのか。くりかえすが、すでに永寿は屋形船の新年会出席者や欧州から帰国した感染患者を受け入れている。東京都の累計感染者数は、二月二六日の三九人から三月四日には五五人に増えていた。世のなかの雰囲気は、二月二四日、政府に助言をしていた専門家会議の尾身茂副座長が、「これから一、二週間が急速に感染拡大するかどうかの瀬戸際」と語り、一変した。警戒感が高まり、安倍晋三首相(当時)は二月二七日に「全国一斉休校」を教育現場に要請する。日に日に感染者が増えている。施設内の感染は、「北海道や横浜のクルーズ船」以外にも起きていた。二月半ばには和歌山県湯浅町の済生会有田病院(一八四床)で集団感染が発生し、仁坂吉伸知事らが積極的に動き、懸命に抑えこもうとしていた。神奈川県の相模原中央病院(一六〇床)でも院内感染が発生している。

湯浅院長は、記者クラブでの会見で、「急性期病院では発熱や肺炎を起こす、他の病気を持つ患者さんは珍しくないが、そのなかに新型コロナがいることを常に想定しなくてはならない。アウトブレイクが発生した当時には、そういう認識がなかった」と語った。院長のこうした状況把握は後々大きな意味を持ってくる。永寿の現場に戻ろう。

アウトブレイク

三月一四日ごろから「五階西病棟」で複数の患者が発症した。起点の患者AとBと同じ病棟である。看護スタッフは感染制御部に報告を入れるが、ＰＣＲ検査につながらない。五階西病棟には糖尿病・

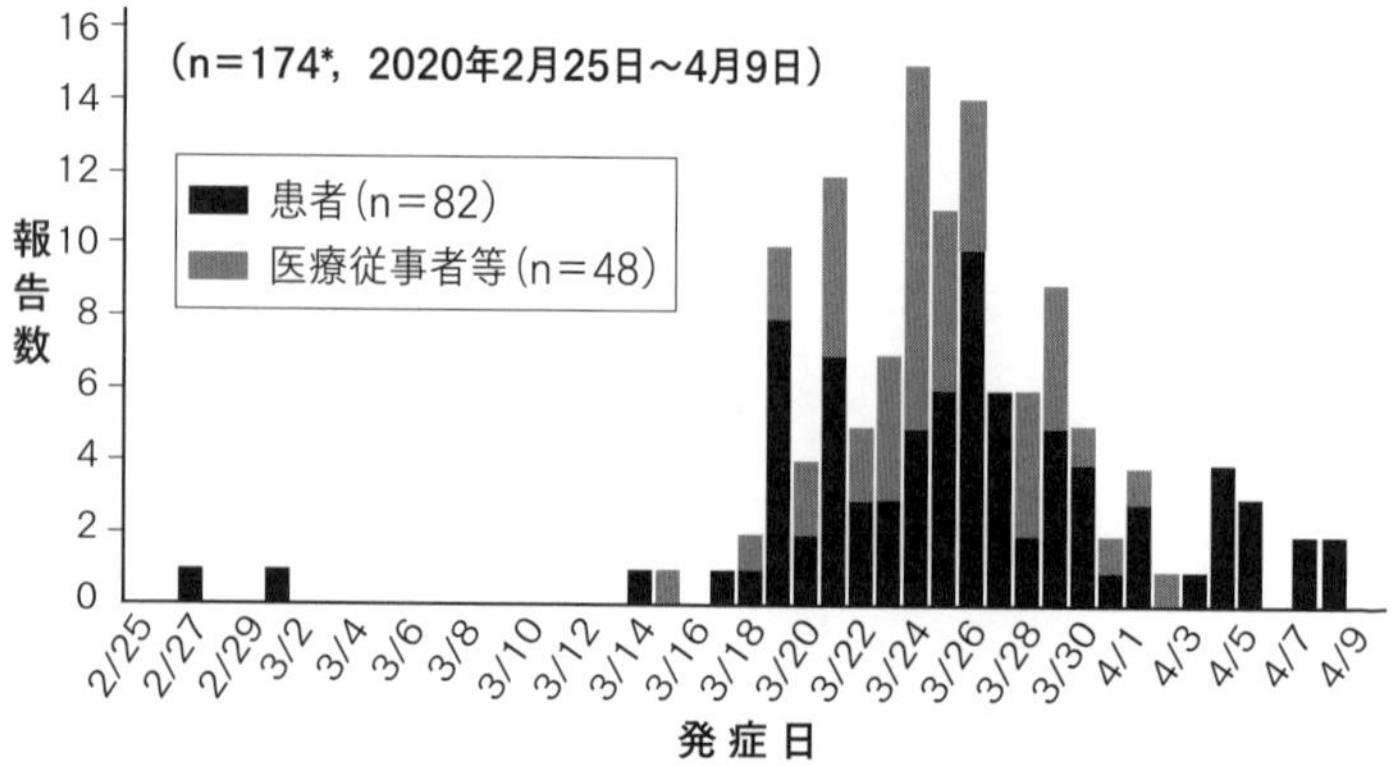

*発症日不明者(患者5例，医療従事者等3例)，無症状病原体保有者
(患者16例，医療従事者等20例)はグラフから除く.

永寿総合病院におけるCOVID-19の感染症報告例，患者・医療従事者等別.
2020年2月25日～4月9日(2020年3月23日～4月9日報告分)

内分泌内科、循環器内科、腎臓内科、透析室と多種類の診療科の患者が入院していた。主治医によって患者の症状のとらえ方が違い、判断が遅れた可能性もある。

三月一九日、患者と医療従事者、合わせて一〇人が不可解な発熱をした。事態は急展開する。翌二〇日、永寿は「集団感染の可能性」を保健所に報告し、ようやく危機が行政にも伝わる。

三月二一日、五階西病棟の「起点」とされる七〇代の患者A、BのPCR検査が実施される。永寿の関係者で初めての検査だった。彼ら二人が最初に検査されたのは、容態が急速に悪化していたからだ。流行曲線では二人の発症時期は二月下旬、三月初旬とされている。ほぼ三週間、診断がつかないまま経過し、重症化していた。こうして感染の震源である五階西病棟への新たな入院が停止されたのである。

三月二三日、起点の患者A、Bの新型コロナ陽性が判明した。そして二人は、翌二四日と二九日にそれぞれ死亡する。皮肉にも検査結果が出てから死までの時間はあまりに短かった。

三月二四日、検査を経て、患者一人と看護師一人の感染が判明。医療従事者に陽性が出たために、この日から五階西病棟を受け持つ全職員が自宅待機となる。二八名の看護師チームがごっそり抜けた。さらに退職希望者が続出した。四月から入る予定だった約二〇人の新人看護師たちは、全員が他の病院に転属していった。急速にマンパワーを失い、孤立した病院は時の波間を漂流する。

院内感染の発覚で、売店やリネンサプライの業者は撤退、もしくはサービスを減らす。残った看護師に猛烈な負荷がかかる。人員の穴を埋めるために外来担当の看護師たちが病棟に回った。受け持ちが違えば看護のノウハウもスキルも異なる。二人一組でのＰＰＥの着脱から機器の扱い方、感染対策の手順など一から訓練し、未知のウイルスとたたかわなければならなかった。看護師は自分で白衣を洗濯して病棟に入る。院長の記者会見時に公表された看護師の手記には、こう綴られている。

「感染の拡大が判明した当初は、患者さんが次々と発熱するだけでなく、日に日にスタッフにも発熱者が増え、ＰＣＲ検査の結果が病院に届く二〇時頃から、患者さんのベッド移動やスタッフの勤務調整に追われていました。なかなか正体がつかめない未知のウイルスへの恐怖に、泣きながら防護服を着るスタッフもいました。防護服の背中に名前を書いてあげながら、仲間を戦地に送りだしているような気持ちになりました。

家族がいる私も、自分に何かあったときにどうするかを家族に伝えました。

幼い子どもを、遠くから眺めるだけで抱きしめることができなかったスタッフ、食事を作るために一旦帰宅しても、できるだけ接触しないようにしてホテルに寝泊りするひとり親のスタッフもいました。家族に反対されて退職を希望するスタッフも出てきましたので、様々な事情を抱えながら、永寿が好きで働き続けてくれるこの人たちを何とかして守らなければ、今の業務を続けていくことはできないと強く感じました」

三月二五日、九人もの陽性患者が出て、翌二六日からすべての病棟の患者のＰＣＲ検査が始まる。二七日には検査対象を全職員に拡げた。二八日以降、ほとんどの医療スタッフが完全防護服を着る。

だが、ウイルスの感染力は強烈だった。検査結果が届くたびに陽性者が増える。震源の五階西病棟と廊下でつながる五階東病棟で感染者が次々に現われ、上階にも伝わった。職員は、霊安室に入りきらないほどの遺体の処置に苦しむ。ウイルスは神出鬼没の悪魔のようだった。三月三〇日に支援に入った具たちのチームが全体像をつかめず、混乱に直面したのも無理はない。

四月四日、病院の敷地内に「頑張れ、永寿病院　地元有志一同」の青い横断幕が掲げられた。永寿は、一九五六年に元浅草で一六〇床の病院としてスタートして以来、台東区の地域医療を担ってきた。地元の激励に「まだ私たちはここにいてもいいんだ」と看護師は手記に書く。憔悴したスタッフの心に一条の光が差したようにみえた。が、しかし……。

最悪の事態

四月上旬、最も恐れていた事態が出来する。血液内科の八階西病棟にウイルスが侵入したのだ。

この病棟には、白血病や悪性リンパ腫など、血液がんの患者が入院している。こうした病気では意図的に免疫機能を落とす治療が行なわれるので、病原体に感染しないよう無菌室が設けられていた。

一般的に血液内科では感染症に対して細心の注意が払われている。国立の医療機関で経験を積んだベテラン看護師は、「血液内科の担当で自分が風邪気味だったりすると、その日は受け持ちを外してもらう。そのぐらい気を使う。患者さんの食事はすべて加熱したものでした」と言う。

永寿の血液内科は慶應義塾大学病院と連携して最新の治療に取り組む花形の診療科である一方、院内感染の泣きどころでもあった。血液内科で新型コロナに感染した患者は瞬く間に重症化し、アビガンやフサンなどの薬剤を投与しても効かない。担当医は手記にこうしたためた。

「八階の無菌室にまで（感染が）広がっていたことが判明し、その時は事態の重大さにその場に座り込んでしまった……」

永寿に重症者の救命に使われるエクモ（体外式膜型人工肺）はなかった。血液内科の陽性患者四八人中、二三人が命を絶たれる。死亡率四八パーセント。医師や看護師は無力感にとらわれた。

さらに永寿の院内感染は、患者を転院させた慶應病院に飛び火する。三月下旬、慶應病院は感染症状がなく、他の治療が必要な永寿病院の患者を受け入れた。その患者に症状が現れて、職員や他の患者に感染し、慶應病院は一般診療を制限した。

院内感染の炎は、東京都内で同時多発的に燃え広がった。四月七日、首相の安倍は、専門家会議の尾身との面談を経て、緊急事態宣言を発出し、「人と人との接触を最低で七割、極力八割削減」を目ざす「外出自粛」を国民に呼びかけた。欧米のロックダウン（都市封鎖）にちかい緊迫感をもって、人々は受けとめる。医療現場、とくに救急が危うかった。

そのころ、都内二六カ所の「救命救急センター」（基幹医療施設）の診療状況を調べてみると、四月一二日時点で七カ所のセンターで院内感染者が出て、救急停止や、外来初診と入院受け入れの中止、手術の延期など大幅な診療制限がなされていた。四日後にはその数が一〇カ所以上に増え、救命救急センターの約半数に診療制限がかかる。救命救急センターは脳卒中や心筋梗塞、多重外傷など一刻を争う第三次救急の担い手だ。救急の「最後のとりで」がマヒすれば、救える命が救えなくなる。医療崩壊が目前に迫っていた。

院内感染とＰＣＲ検査の不備

永寿は恐るべき院内感染の発火点だった。あらためて問おう。アウトブレイクが永寿で起きた原因は何だったのか。多くの識者は、院内の密な空間、感染対策の不徹底、病棟間の職員や患者の移動による感染媒介といった物理的な理由をあげる。そのとおりだろうが、問題の本質はそこではない。蔓延させる物理的環境を生んだのは、人間の判断である。

現場を調査した具はこう指摘する。

「気づいたときにはすでに感染が拡がっている。それがアウトブレイクの一番の要因です」

起点二人の発症当時、院長は「感染が広がっていたのは北海道や横浜のクルーズ船ぐらい」と認識していた。医師たちが、脳梗塞や悪性腫瘍、糖尿病など多様な疾患のある高齢患者の発熱を「コロナかもしれない」と疑い、保健所に検査を求めるには、鑑別診断の閾値《いきち》を下げ、判断の幅を広げておく必要がある。ＷＨＯ（世界保健機関）は三月一一日に新型コロナ感染症のパンデミックを宣言した。

情勢の変化を医師はどう受けとめていたのだろうか。

仮に主治医それぞれの「解釈」で患者の発熱や症状がコロナと切り離され、看過されたとしても、日々、患者と接している看護師は異変に気づいていたのではないか。永寿の看護師たちは『新型コロナウイルス感染症アウトブレイクの記録』(医学書院)に、二月下旬からの発熱者の増加について、こう記している。

「現場のスタッフは「いつもと違う」「何かおかしい」「はっきりしたことは言えないけれど、何かが起こっている」と感じていました。院内の感染制御部へは報告していましたが、経過をみるしかない状況でした」。看護記録によれば、二月下旬から三月二〇日ごろまでに発熱や体調不良で欠勤した一〇人の看護師、全員が起点の患者Aのケアにかかわっている。

看護師は異変に気づいていた。それを、どうして病院幹部は受けとめられなかったのか。

東京都看護協会は、憔悴する看護師のメンタルサポートのために専門家を永寿に派遣した。同協会の山元恵子会長は「一般論です」とことわって、こう語る。

「看護師が異変に気づいて「アレ、おかしいね」と言ったときにドクターが聞き入れて一緒に動いてくれるかどうか。病院の文化、体質が問われているんです。平時から言いたいことが言えて、病棟の風通しがよければ動きが早い。でも、上意下達で医師の言うままにやっているところでは難しい。残念ながらそういう病院は多いのです」

コロナウイルスは、危機の察知や安全管理、看護力を含めた病院のガバナンスを試していた。

永寿の院内感染が報道されていた四月初旬、中野区の中野江古田病院(一七三床)でも看護師と患者、医師の感染が判明した。間もなく、外来、入退院、救急の受け入れを停止したが、一週間余りで感染者は入院患者、職員合わせて一〇〇人ちかくに膨れ上がる。最終的に二九人が死亡するのだが、感染発生当初、信じ難いことに中野江古田病院には看護部長も看護師長もいなかった。さまざまな事情があって、三月いっぱいで看護管理者が辞めている。看護体制は崩壊の危機に瀕していたのだ。

その渦中で山元の携帯に「中野江古田を手伝ってほしい。他の病院が患者を引き取れる状態ではない。助けてほしい」と東京都医師会の幹部から連絡が入った。都看護協会は緊急に看護師を募集し、元看護師長の職員とともに数名を中野江古田に送り込む。支援ナースは感染対策のマニュアルを作成して実務を導き、看護体制を立て直す。医師と看護師の円滑なコミュニケーション、マンパワーと規律の維持、防護具の確保に感染対策スキルの徹底。これらは現場から導ける貴重な戒めとなった。

では、永寿ケースが残した普遍的な課題は何か。

それは、PCR検査の迅速かつ広範な実施である。

気づくのが遅れたとはいえ、感染が発覚した段階で即座にすべての患者、職員の検査をして、陽性者を隔離していれば、流行曲線の山はもっと低く、なだらかになっていたと考えられる。院長の湯浅は「当時は、感染が蔓延している国からの帰国者や濃厚接触者以外の検査は一般的でなく、検査結果が出るのも二、三日を要した。当院には検査機がなく、臨床的に必要と考えても、迅速な判断ができず、このことも感染拡大の一因でした」と会見で語った。

厚労省と感染症専門家たちは、PCR検査の対象者の拡大に消極的だった。検査キャパシティの小ささや、七〇パーセントの感度、検査による陽性者増を懸念する者がいた。

とくに無症状者への検査には否定的だった。アドバイザリーボード(専門家会議の母体)は、二月六日に「無症状者の入院により感染症指定医療機関の負担が増大することを理由として、無症状者に対するＰＣＲ検査の実施に否定的な見解」を伝えている（新型コロナ対応・民間臨時調査会 調査・検証報告書）。四月二二日、国立感染研は「無症状期は主要な感染時期ではないと考えています」と表明。五月四日に専門家会議が「無症状の人（感染者）が、人に感染させるリスクが高いことがエビデンスでわかってきている」と見解を示しても国の対応は変わらない。

根底には、厚労省－国立感染研－地方衛生研究所－保健所というラインでの行政検査一本化の執着があった。そのタテのラインでは、保健所が感染疑いのある人の検査の要不要を判断し、指定の病院の「帰国者・接触者外来（発熱外来）」で検体を採取。検体は地方衛生研に送られ、国立感染研が開発、もしくは承認した検査法で分析される。データは感染研が握る。厚労省はこのしくみにこだわり、なかなか病院や大学、研究所に協力を求めようとしなかった。

この間、香港大学の医師たちが、世界五大医学雑誌の一つである英国の『ランセット』に無症状感染者の報告（一月二四日）をして以降、国際的に検査の必要性が指摘されていた。スロバキア全土での二回の検査を実施したことで、感染者が約八割減少したという研究チームの報告が、米国の『サイエンス』誌に掲載される（五月七日）。コロナの検査は「感度より頻度」が世界標準となっていく。

国内でも多くの医学者が、医療従事者や高齢者施設の職員、入院患者、施設利用者への積極的な検査の必要性を説いていた。スクリーニング検査での無症状感染者の把握も求めた。

しかし、厚労省の職員は、「不安解消のために、希望者に広く検査を受けられるようにすべきとの主張について」という内部文書を作成し、国会議員らに反論を刷り込む。擬陽性や偽陰性で社会的損失や感染拡大の危険性が増大すると言い募る。当時の政府内の状況について、「ＰＣＲ検査等検査の対象者を拡大することに積極的な立場を表明すると「首が飛ぶ」雰囲気だった」（民間臨時調査会 調査・検証報告書）と内閣官房関係者が証言している。

のちに責任者の厚労省健康局長、正林督章（二〇二一年九月一四日付で辞職）は、「感染の可能性やリスクが高い人に絞って検査しないと、誤判定の人数ばかり増えるという趣旨。必要な人にまで検査を抑制する意図はなかった」と新聞の取材に答えている（東京新聞二〇二〇年一〇月一一日付）。「感度より頻度」という世界的コンセンサスと正林の弁明はかみ合わない。

医療現場は検査を求めていた。東京都庁職員労働組合病院支部の大利英昭書記長（都立駒込病院勤務）は、看護師として毎日、コロナ病棟で患者に接している。大利はこう語る。

「科学的に院内感染を防ごうとするなら、患者を診ている医療スタッフのＰＣＲ検査を定期的に行なうべきです。都の病院経営本部にもそう提言しましたが、ＰＰＥを着ていれば濃厚接触者には当たらないとして、検査してくれません。じゃあ、現場で気管挿管した患者さんの体位をうつ伏せに変換してみればいい。どのぐらいリスクがあるか実感できますよ。偽陰性、偽陽性の懸念は診断の話で、防疫の面でＰＣＲ検査が有効なのは間違いありません。ＰＣＲが最良の検査方法です」

厚労省が、限定的な基準をやや緩め、重症化リスクの高さや地域の感染状況に応じて幅広に検査を行なえるように改めるのは、八月二八日、退陣する安倍晋三による「新型コロナウイルスの感染拡大防止に向けた新たな対策パッケージ」の発表まで待たねばならなかった。

永寿の悲劇は、二月初～中旬に入院感染者と接触した職員全員への検査、隔離が行なわれていれば、未然に防げていたのではないか。ただ、その屋形船での感染発生期と、二月下旬からの集団感染は断絶していると永寿関係者は主張している。調査チームは「わからない」と報告した。ほんとうに関係がないのか。ずっと重い疑問を抱えながら、私は各地を訪ね、取材を進めていくこととなった。

取材の過程で、厚労省が検査を制限するなか、独自に大量のＰＣＲ検査を行ない、院内感染の拡がりを抑えたケースに行き当たった。和歌山県の取り組みである。日本で最初に院内感染が発生したのは済生会有田病院だった。永寿の集団感染よりも早い。和歌山県の仁坂吉伸知事は、「国の基準に従うというのが基本原理であるというのは、これっぽっちも初めから思ってないもんね。われわれの任務は県民を守ることですよね。守るために論理的にしなきゃいけない」（ＭＢＳ「真相Ｒ」二〇二〇年三月二六日放送）と裁断し、大阪府の協力も得て検査を完遂している。短期間に患者、職員、出入りの業者も含めて九〇〇件以上の検査を行なった。

かたや東京都の小池百合子知事は、永寿の感染爆発を目の当たりにしても、積極的に動かなかった。小池は、七月の都知事選挙での再選を視野に入れ、政府が東京五輪の延期を決定するまで表立った行動を控えていた。その間にコロナは市中に拡がっている。感染情報の開示には消極的だった。最前線では成功もあれば、失敗もある。コロナ対策は、政治家や自治体のリーダーの判断しだいで成敗が分かれる。一に人、二に人だ。和歌山は、どんな意識と方法で院内感染を抑えたのか――。

第2章　保健所と首長たちの苦闘

和歌山県庁は、ゴシック調のどっしりとした本館と、北、東の別館、正面の大通りを隔てた南別館で構成されている。県の保健医療行政の実務を統べる野尻孝子福祉保健部技監のオフィスは、北別館一階の奥にある。車いすの利用者も訪ねて来やすいように、医療・福祉関連の部署は一階に置かれている。長く、保健所の現場で研鑽を積んだ野尻にすれば、ごく当たり前の配慮である。

ちなみに東京都の福祉保健局医療政策課は第一本庁舎の二八階に陣取っている。この目線の高さの違いは何を意味しているのだろう。人口九二万人余の和歌山と、一四〇〇万人の東京を単純に比較するつもりはないが、どちらも国の基本方針に沿って新型コロナウイルスとたたかっている。その最前線に立つのが保健所である。

もしも「日本モデル」と呼べる手法があるとしたら、それは保健所のしくみだろう。第一波の渦中では「電話がつながらない」「医師がＰＣＲ検査を求めても応じない」と保健所は非難の集中砲火を浴びた。近年、保健所は、効率優先の新自由主義的な行政改革で危機対応能力をそぎ落とされてきた。そこにコロナが襲いかかったのだった。

和歌山県庁とコロナの格闘も、保健所に関する苦情めいた通報から始まった。

県庁のいちばん長い日

二〇二〇年二月一二日の昼前、県庁に医療関係者から「済生会有田病院(一八四床・湯浅町)の五〇代の医師がウイルス性肺炎でA病院に入院している。知ってるか」と連絡が入った。通報者は「済生会の同僚医師もB病院で受診して似たような肺炎のCT画像が撮れている。しかし中国への渡航歴や37・5℃以上の発熱が続くといった国の基準に該当しないから保健所はPCR検査をやりたがらない。おかしいやろ」と不満をもらす。情報はすぐに上げられた。

技監の野尻は、「えっ、まさか。医者がコロナに」と思いつつ、管轄の保健所にA病院に入院している医師の聞き取り調査とPCR検査用の検体確保を指示する。

当時、首都圏や北海道を除けば、全国に感染は拡がっていなかった。横浜港に停泊中のクルーズ船、ダイヤモンド・プリンセス号の集団感染も和歌山から見れば他人事のようだ。病院内での感染は全国でまだ一例も報告されていなかった。

二月一三日、「県庁のいちばん長い日」の幕が上がった。野尻は、登庁すると担当者を呼び、「私が指示、対応したことはすべて記録して一日の終わりに関係職員に提供。周知してよ」と申し渡す。

担当者は影法師のように技監に張りついた。九時前、野尻はA、B両病院の院長に電話をし、状況を聞き取る。B院長は「ほかにも済生会関係の人がうちに入院しており、肺炎が治りにくい。今日また、済生会から紹介されて外来にきた患者さんが肺炎」と言った。済生会有田の関係者で肺炎の患者が四人に増えた。驚きは、日本初の院内感染への予感と恐れを呼び覚ます。即座に野尻はＰＣＲ検査の実施を管轄の保健所に命じた。

すでに検体を採取し終えたＡ病院の患者（医師）の分析結果が出るのは夕方になりそうだ。一人でも陽性者が出たら県の対策本部を立ち上げ、記者会見を開かねばならない。一四時、集めた情報をもとに四例の経過報告をまとめ、仁坂吉伸知事に報告する。仁坂は、「とうとう来たか」と腹をすえ、「論理的にやっていこう」と応じた。記者会見は一九時から危機管理局が入る南別館で開くと決まった。

一五時、野尻は、県の地域医療構想を検討する会議に出席する。県内の医療機関のトップが大勢集まっていたが、まだ院内感染のことは口にできない。緊張して携帯電話を覗いていると、一六時二五分、「済生会有田病院の患者がＣ病院へ救急搬送。気管挿管をされて重篤」とメールが入る。五例目だ。しかも重症である。気管挿管をすれば、鎮静剤を打って眠った状態で、人工呼吸器管理に移る。「えらいことになった」と野尻は寒気立ち、即座に救急患者へのＰＣＲ検査を命じた。

一八時、野尻が会議を終えて執務室に戻り、記者会見の資料を整えていると、Ａ病院に入院中の医師の陽性が判明した。予想どおりだ。県庁外の会議に出ていた仁坂に情報を伝える。知事は、会議の途中で退席し、一八時四〇分に南別館に入った。野尻は、一刻も早く会見の資料を携えて知事に合流したい。だが……、済生会有田病院の院長への電話がつながらず、じりじりと待たされる。ある合意を取りつけようと、受話器を握りしめていた。心臓が早鐘のように打つ。

一八時五五分、ようやく院長代理が電話口に出た。

野尻は病院の存亡にかかわる重い決断を告げた。

「これから記者会見で新型コロナ感染の発生を明らかにします。医師の社会的責任、使命に従って感染拡大を抑えるために済生会有田病院のお名前、医師が感染した事実を公表します。よろしいですね」。地域医療を支える病院にとって風評は死活問題である。院内感染を理由に住民が遠ざかれば経営はたちまち悪化する。偏見、差別の目を向けられるのは必至だ。感染情報の扉は固く閉ざしたい。

しばし沈黙が流れ、院長代理は息をつめて「わかりました」と応じた。

野尻は受話器を置くと、資料を抱え、影法師の担当者を従えて駆け出した。情報開示の重い扉が開かれたのだ。北別館から南別館まで直線距離でも三〇〇メートルはある。建物を抜け、大通りを横切り、髪を振り乱し、転がるように走った。

会見室にはメディアがぎっしりと詰めかけていた。一九時一五分、会見が始まり、仁坂が概要を説明し、野尻が言葉を選びながら経過に触れる。会見後も各方面への手配に忙殺され、二三時、済生会有田病院に入院と外来の停止、医療従事者と濃厚接触者へのＰＣＲ検査などを求めるファックスを送り、ようやく長い一日が終わったのだった。

和歌山モデルの誕生

和歌山県の初動の早さは感染拡大の制御を決定づけた。東京都台東区の永寿総合病院での院内感染発生時、東京都がＰＣＲ検査を急がなかったのとは対照的だ。初動が明暗をわけたといえよう。大半の医療機関は院内感染を伏せたがる。ましてや国内初の事例である。初動の山場は病院名の公表だった。野尻は、自らの信念をこう口にする。

「集団感染の拡大を防ぐには、何よりも発生源の当事者の理解と協力が必要です。絶対的な条件です。理解が得られず、感染が隠されると防げません。わたしは保健所で腸管出血性大腸菌O157の食中毒など様々な感染症と向き合い、危機管理を通して学びました。済生会有田病院の隣には老健施設もあり、地域の人が仕事に通っています。地域の感染を防ぐためにも名前の公表は不可欠でした」

野尻は、もともと小児科医だった。

和歌山県立医科大学を卒業し、病院に入って十数年、月に七回の当直も当たり前の激務をこなした。転機は障害を持つ子どもを授かったことだった。自閉症と知的障害を持つ子は見通しの立たない生活が不安でならない。母親の帰宅時間が定まっていないと混乱をきたす。ある程度生活パターンを確立させたいと願った。いまでいうワークライフバランスを考えていたところに誘いがかかり、一九九一年、御坊保健所に係長の医師として入った。

和歌山には県立の保健所が海南、岩出、橋本、湯浅、御坊、田辺、新宮、串本の八カ所に置かれ、中核市の和歌山市にも保健所がある。病院に比べて保健所の仕事はのんびりしていた。ただ、業務は、食品衛生から廃棄物処理などの環境衛生、医療と薬事、母子保健、精神保健に感染症予防、地域住民の健康増進と幅広い。

野尻は、課長、保健所長とキャリアアップするにつれて「このままではいけないよ。しっかりやろう」と職員に発破をかけ、新たな事業を起こす。病院と地元医師会の仲をとりもち、休日、急患の救急診療体制を築く。看護学校の創設も支え、障害者のケアホームを社会福祉法人とともに立ち上げて自立への道筋を整える。臨床で鍛えられ、福祉にも通じる野尻ならではの実績をあげている。

二〇一三年、子どもも成長して生活が落ち着き、県の福祉保健部健康局長に就いた。一八年に技監を拝命し、本格的に医療行政の采配を振るようになったところに、新型コロナが襲いくる。

済生会有田の院内感染は、和歌山県民を激しく動揺させた。感染者の名前を公表しろ、病院を閉鎖してしまえ、と激烈なメールが知事の仁坂宛に届く。メディアも病院に群がった。感染拡大を防ぎながら県民の不安をどう鎮めるのか……。行政トップの手腕が問われた。

ここで、仁坂は国の基準にとらわれない「関係者全員のPCR検査」を決断する。

当初、野尻は大規模なPCR検査に反対した。感染症法上の行政検査では、国立感染症研究所が指導する方法で、医療機関の「帰国者・接触者外来」や保健所などが検体を採取し、地方衛生研究所（和歌山県環境衛生研究センター）に送って解析する。和歌山の場合、一日に環境衛生センターが検査できる数は四〇検体だった。野尻は、検査のキャパシティと感染状況を鑑みて、済生会病院の患者、医療従事者と濃厚接触者、関係者に優先順位をつけて検査を行なうべきだと主張した。

ところが、いざ検査対象者リストを作ろうとしたら予想外の壁にぶち当たる。病院のカルテが紙だったのだ。電子化されていない。全国的に二〇〇床以下の病院の電子カルテの普及率は四割程度と低い。紙のカルテは情報の整理に時間がかかって手に負えず、結局、野尻も検査の全面展開に賛同する。

並行して県庁は、一般のクリニックに患者のスクリーニング機能を託した。「肺炎（疑い）患者連絡票」を診療所に配布し、ひっかかった患者の情報が県庁医務課に送られる。検査と肺炎連絡票で感染者の「早期発見―隔離」を進めた。保健所は、本来の職分である「感染者の徹底した行動履歴の調査（積極的疫学調査）」に精力を注ぐ。県民からの問い合わせで保健所がパンクしないよう、県庁に相談窓口が置かれた。保健師たちは陽性者の同居家族はもとより、勤務先の同僚、同僚の家族や子どもが通う学校や保育園まで調査を広げ、濃厚接触者をあぶりだす。こうして和歌山ならではの診療所と連携したモデルが生まれた。

仁坂は、大量検査に向けて大阪府に一五〇検体の検査を依頼し、厚労省の事務次官に直談判してPCR検査の試薬を送ってもらう。率先して動いた理由をこう語る。

「保健所の精鋭部隊はとても重要な役割を負っています。動きやすくするのは知事の責務。感染症にかかわる法的権限を突きつめれば、保健所の親分は都道府県知事なんですね。論理的に考えて全員検査が必要なので私がやると決めた。初めから国の基準なんか問題にしていません。ただ、基準を度外視した判断を現場の保健所にしろというのは酷です。彼らは国から基準を通達されていますからね。親分の知事が決めなくては、保健所は動けないんです」

もっとも、出入りの業者や警備員、非常勤医師なども含めた関係者全員の検査は「やりすぎ」との指摘も受けた。だが、あえて過剰な検査を断行する。「済生会有田病院と地域の方々が安心を取り戻すには清浄化、クリーンにすることが大前提です。全部検査して消毒して大丈夫となれば、病院が早く復活できます」と仁坂は述べる。

院内感染の記者会見からわずか三週間で九五八人のPCR検査が行なわれ、済生会有田の関連では初期の患者を含めて一一人、それ以外に三人の陽性が判明した。亡くなったのはC病院に救急搬送され、人工呼吸器を装着された患者だけだった。二〇二〇年三月初旬、済生会有田は院長が「安全宣言」を出し、診療を再開する。

その後も和歌山県は「早期発見―隔離」と「徹底した行動履歴の調査」を貫く。第二波で感染が広がり、集団感染も起きたが、二〇二〇年九月二八日時点で累計の感染者数は二四〇人、死亡者数四人。人口一〇万人当たりの死亡者数は〇・〇四人に抑えられていた。かたや同時期の東京都は感染者数二万五三三五人、死亡者数四〇六人。人口一〇万人当たりの死亡者数は二・九人だ。人口密度に大きな開きがあるので同列には論じられないにしろ、和歌山の県庁と保健所の連動は一つの到達点だった。

国策で縮小されてきた保健所

コロナは保健所の重要性を人びとに再認識させた。ただし、一九九〇年代半ば以降、全国的に保健所は「冬の時代」が長く続いている。その歴史的変遷に触れておこう。

日本独特の保健所は、一九三七年、結核予防を主目的に設立された。戦時体制が強化されていった当時、結核の死亡数は毎年一二万人超と増え続ける。保健所は登録した結核患者を「家庭訪問」で支えた。軍部は、結核の激増で兵士の体力が低下するのを危惧し、政府に保健社会省の設置を要求する。これを受け、翌年、内務省の衛生局が分離されて厚生省が誕生した。「健民健兵」政策が採られ、保健所は国威発揚の政策のもとで活発に動いた。

敗戦後、日本の占領政策を実施したGHQ（連合国軍最高司令官総司令部）は、衛生行政の機構改革を行なう。厚生技官のポストを増やし、厚生省―都道府県衛生部―保健所というタテの指揮系統をこしらえる。保健所長には医師資格を持つ技官を据え、「保健婦（現・保健師）」が手足となって働く。現在の保健所は、このしくみのうえに成り立っている。

戦後復興から高度成長期、バブル期を経て、細菌性の感染症は著しく減った。戦後ほぼ半世紀が過ぎた一九九四年、効率重視の行政改革の風を受けて「地域保健法」が成立。保健所の統廃合が始まる。国は広域化により保健所を減らし、補助費を削った。保健所には新たな業務が追加され、少人員で広域を担当することとなり、住民との距離が開いていく。

保健所の数は、一九九四年の八四八カ所から、二〇二〇年には四六九カ所へ、ほぼ半減している。これで負担が重くならないはずがない。

世界では一九九〇年代後半から高病原性鳥インフルエンザやSARS(重症急性呼吸器症候群)、エボラ出血熱など人獣共通の新興感染症の脅威が高まった。二〇〇三年にSARSが中国の広東省や香港で流行し、八〇〇〇人以上が感染した際、日本では幸運にも被害らしい被害は出なかった。〇九年に豚由来の新型インフルエンザが流行すると、国は保健所に「発熱相談センター」を設け、病院に「発熱外来」を置く。新型コロナ対応の原形はここにある。このときも大きな感染被害はなく、厚労省は季節性インフルエンザと同じ扱いに切り替えた。こうした経験が政府の危機意識の欠如を招き、保健所の機能強化は掛け声倒れに終わる。そこにコロナが襲来したのだった。

保健所は、住民から相談を受け、感染の探知、PCR検査の必要性を判断する。検体の確保、陽性者の発生届けを受け、都道府県に伝える。積極的疫学調査を行ない、濃厚接触者を洗い出す。さらに陽性者の健康観察や入院、隔離の選り分け、患者の搬送と、目の回る忙しさだ。流行拡大のたびに陽性者が増え、住民の憤懣が保健所にぶつけられた。

だが、和歌山のケースで明らかなように、保健所はそれぞれ単独で活動しているわけではない。自治体と密接につながっている。保健所を生かすも殺すも首長しだいなのである。

東京――「夜の街」の烙印と反発

東京都新宿区、住民基本台帳に登録された三四万五〇〇〇人の人口は、昼間、七五万五〇〇〇人に膨れ上がる。そして夜は日本最大の歓楽街、歌舞伎町に数多の人がやってくる。疫学専門家の分析では、第一波、第二波ともに新宿がエピセンター（感染震源地）になっていた。新宿から大阪のミナミや福岡の中洲などに感染が飛び火し、新たな震源地が形成されている。絶えず人が行き交う新宿の感染制御は、東京都の最重要課題であった。

最初の緊急事態宣言が解除されて間もない二〇二〇年五月下旬、新宿区保健所長だった高橋郁美は、傘下の保健師から不可解な報告を受けた。

「感染して体調を崩しているのに職業も接触者も言いたくない、と一切喋らない若者たちがいます。連絡が途絶えるケースもあり、見た目から、たぶんホストだと思うのですが……」

感染経路不明の患者が増えれば市中感染が拡がる。高橋は「ホストクラブの情報は極めて重要」と受け止め、吉住健一新宿区長に状況を報告した。

吉住は、歌舞伎町でホストクラブやバー、美容室など一七店舗を経営する「Smappa! Group」会長で歌舞伎町商店街振興組合常任理事の手塚マキにSNSで連絡をとる。吉住と手塚は旧知の仲だった。

六月三日、手塚と後輩の経営者数名が新宿区役所を訪れた。ホストクラブ経営者たちは行政に「敵愾心」を抱いていた。区長の吉住が述懐する。

「最初はホストのみなさん、われわれ行政と関わったらロクなことにならないと思っておられた。素性を知られたら、その店は嫌がらせを受け、廃業に追い込まれると心配していたんです。そこで手塚さんに業界の人たちに伝えてほしい、と文書を送った。区役所の仕事は犯人捜しではない。人権は守る。区内で働く人、暮らす人の健康を守ることが私たちの仕事なので具合が悪かったら連絡してください、と。その内容をＳＮＳで広めてくれました」

翌四日、行政の対応に懐疑的なホストクラブ経営者を含めて二十数名の飲食業関係者が区役所に集まった。率直に話しているうちに、東京の医療保健行政の総責任者、小池百合子都知事の振る舞いへの批判が噴き出した。

そのころ、小池知事は「東京アラート」なるものを発動し、レインボーブリッジと都庁舎を真っ赤にライトアップして「新しい日常」の徹底を呼びかけていた。小池は、七月の都知事選挙が近づくにつれて発信を強める。新規感染者が多発している繁華街に「夜の街」の烙印を押し、都民に注意喚起、つまり近づくなとメッセージを発した。「敵」を想定して挑むのは政治家、小池の常套手段である。小池は約九億円の広告宣伝費を使っていた。

吉住は、ホストクラブ関係者をなだめた。すると、「(都に)対抗して安全だ、安心して来てくれ、とメッセージを出してほしい」と頼まれたが、さすがにそれは言えない。しかしこのまま「夜の街」とひとくくりに彼らを排除したら感染はますます地下に潜り、いずれ爆発的に増えるだろう。区と、ホストクラブやキャバクラ、バー、居酒屋など多職種が参加する連絡会を設けて、一緒に感染の拡大を抑えたいと吉住は提案した。

五日、吉住は小池と会った。都の姿勢は、「押しつぶしちゃえ、夜の繁華街、ホストクラブなんてものは社会になくてもいい、ぐらいの感じだった」と吉住はこぼす。

七日、吉住は国のコロナ対策を担当する西村康稔経済再生担当大臣に会い、区と事業者との連携を説いた。西村はその意見交換を踏まえて小池と会談し、記者会見で繁華街の感染防止策に踏み込む。「従業員への定期的な検査の受診」「プライバシーに配慮した相談窓口」「ガイドラインの策定」など、排除から協調へと国の方針はじわりと動いた。

現場では、保健所長の高橋たちが二次感染を防ぐために店をあげてPCR検査を受けてほしいと経営者を説得して回る。ホスト側の態度が変わった。手塚は言う。

「保健師さんは、ホストを、毎年、インフルエンザの予防接種を集団で受けてくれているやんちゃな男の子と受けとめてくれ、偏見をもっていませんでした。コロナに罹るのが悪いのではない。いつ誰がどこで罹るかわからない。大事なのは感染を広げないことと言ってくれた。それを僕が窓口になって伝えるのではなく、場を設けて区長や保健所長から直接、行政のあり方や保健所の役割などを含めて説明していただけた。そこがポイントでした」

六月半ばには「新宿区繁華街新型コロナ対策連絡会」が発足し、区と事業者のプラットフォームができる。勉強会がひんぱんに開かれ、検査数は増えた。結果的に陽性者も増加し、ホストの生活実態にスポットが当たる。駆け出しのホストが集団で暮らす「寮」の感染リスクがかなり高かった。コロナが格差を直撃する現実が見えてきた。

新宿と地下鉄で結ばれた江東区の西大島、城東保健相談所の保健師で、同区職員労働組合委員長の山本民子は、軽症で自宅療養中のホストの健康観察をした経験を次のように語る。

「ホストさん、すごく素直なんです。でも社会経験が限られているせいか、会話が続かない。毎日お酒を飲むので、感染して休んでも似たような生活になる。夕方まで寝て、日光を浴びてないのでメンタルをやられます。これから先どうしよう、経済的にどうしよう、と不安ばかり募る。担当したホストさんは経済格差の底にいました。せめて日中にテレビつけて、起きて生活リズムを整えませんか、朝昼晩、時間を決めてご飯をたべましょう、二週間の健康観察期間中だけでもそうすれば、免疫力が高まり、症状が収まってきますよ、と話しました」

感染者の八割は軽症か無症状といわれ、ホテル宿泊療養や自宅療養が奨められる。しかし感染拡大中、毎日、防護服を着込んで患者を病院に搬送した山本は「軽くはない」と言う。

「この病気は無症状でも急に悪化することがあります。軽症でも熱は上がったり、下がったり。40℃ちかい熱も出ます。解熱剤のカロナールは六時間に一回の服用ですが、三時間も効かない患者さんもいます。患者さんは変な咳をします。喉に何か絡まったような。みんな胸の下が痛いと訴える。確かに画像では下肺部に陰影がでる。退院後も食事制限されるのですぐに動けない。息苦しくて深呼吸できない。深く息を吸うと肺に針が刺さったような痛みが走り、一カ月は苦しみます。味覚、嗅覚はすぐに戻らず、社会復帰が遅れるんですよ」

検査が増えて陽性者が出るのは仕方ない。問題は軽症、無症状の人を隔離するホテルの確保とマンパワーだ。ホテル業者は感染を恐れて施設は提供しても従業員を休ませている。東京都では水道局の職員が患者対応のホテル運営に駆り出された。

感染症対策緩和ムードの中で

六月末ごろから全国の感染者は右肩上がりに増え、第二波が到来した。一日の新規感染者数は五〇〇人、八〇〇人と伸びて一〇〇〇人を突破する。第一波では一日に最高一万件程度だったPCR検査数が、民間検査機関が動員されて二万件を超え、ピークで三万件を突破すると、二〇～三〇代を中心に陽性者がどっと増えた。

震源の東京は八月一日、四七二人の新規感染者を出す。その間、歌舞伎町のホストクラブ約二四〇店のうちで感染が発生してPCR検査をした店は約五〇、集団検査に応じた店は約二〇、繁華街コロナ対策連絡会や勉強会に参加した事業者を含めると、「七割ぐらいの店が感染対策に加わっている」と吉住は言う。歌舞伎町の感染者は徐々に減った。手塚の店では区のガイドラインよりも厳しい対策を講じている。もともと未成年にはサービスを提供できないのでお客に身分証を提示してもらい、連絡先を聞いていた。感染者が出たらすぐに連絡をする。「行政と一緒に活動できて実践知がつきました。もう陽性者が出ても誰もあたふたしなくなりました」と手塚は語る。「発生源の当事者の理解と協力が絶対に必要」という和歌山県の野尻の言葉はここでも生きている。

しかしながら、膨大な数の人間が区や市、県の境をまたいで往来する東京を面として制圧するのは困難だった。保健所のネットワークだけでは感染者の行動を追えなくなる。たとえば新宿区の劇場で集団感染が発生したケースでは、興行を主催していたのは渋谷区の事業者だった。渋谷区の保健所が感染を探知したようだが、当初、どこからも感染現場がある新宿区には連絡が入らず、対応が後手に回った。二一世紀のいまも保健所間の連絡は電話かファックスが主体だ。中国や韓国、台湾などは携帯電話の位置情報を使って感染者を追跡するが、日本ではプライバシー保護の観点から法的に難しい。厚労省が普及に力を入れる「接触確認アプリCOCOA」の登録数は伸び悩み、誤作動も多かった。

コロナとのたたかいは、さまざまな「戦局」が現れては消え、消えてはまた現れる。政府は、緊急事態宣言による経済の落ち込みを恐れ、方針を転換させた。第二波がピークにさしかかっていた七月下旬、政府は「GoToトラベルキャンペーン」の実施に踏み切る。一回目の緊急事態宣言が解除された五月末時点で新型コロナによる死亡者数は全国で八〇〇人台だったが、八月下旬には一二〇〇人を超え、九月には一五〇〇人に達した。

安倍晋三は二〇二〇年八月二八日、体調不良による首相退任表明とともに、秋以降のインフルエンザとの同時流行に備え「新型コロナウイルスの感染拡大防止に向けた新たな対策パッケージ」を発表する。軽症、無症状の陽性者は宿泊、自宅療養を基本とし、医療機関の負担を減らすことが主眼だった。そのために感染症法で認められた入院勧告などの権限の運用を見直すという。一部のメディアは、政府内で新型コロナ感染症の扱いをインフルエンザ並に緩和する声が上がっていると伝えた。

安倍の置き土産は、感染対策の責任を負う首長たちの大反発を買う。全国知事会は、入院勧告や医療費の公費負担、積極的疫学調査などの適用がなくなれば感染制御に支障をきたすと警戒した。仁坂は、「医療や保健は誰のためのものですか。医療機関や行政のためのものじゃない。県民、国民のためのもの。入院勧告ができなくなれば、陽性者は市中に出て、感染が爆発します」と斬り捨てる。社会にぼんやりとリセット感が漂うなか、戦局は第三波襲来に向けた医療提供体制の確立へと移った。

第３章　ダイヤモンド・プリンセス号で何が起きたのか

クルーズ船、着岸

新型コロナ感染症への医療提供体制が現実的な問題になったのは、永寿ケースや和歌山の集団感染の発生よりも前だった。ここで時間を巻き戻そう。二〇二〇年二月、舞台は横浜港である。たたかいの始まりは、不意打ちだった。

二〇二〇年二月三日の夜、クルーズ船「ダイヤモンド・プリンセス（以下ＤＰ）号」が三七一一人の乗客・乗員を船腹に抱いて横浜港沖に停泊した。ウイルスに感染した男性が香港で下船後、船内で集団感染が起きていた。政府は「感染症法」と「検疫法」に基づいて病原体の国内への侵入を防がねばならない。停泊中のＤＰ号に検疫官が乗り込み、「臨船検疫」でＰＣＲ検査を行なった。翌四日の晩、一〇人の陽性が確認される。厚労省はリスクを過小評価し、事態を甘くみた。検疫の実務を、港を管轄する横浜市に託そうとして尻込みされ、神奈川県にほぼ丸投げしたのだった。

「大変なことになりました」と、神奈川県危機管理課職員が、藤沢市民病院副院長で、DMAT（災害派遣医療チーム）の司令塔、阿南英明に助けを求めた。状況を聞き、「大災害が起きている」と阿南は直観した。阿南は二〇〇五年のDMAT創設以来の主要メンバーだ。東日本大震災の発災直後は東京・立川のDMAT本部に陣取って全国約三四〇隊、一五〇〇人の医師・看護師を被災地に派遣し、病院支援や域内外の医療搬送の指揮を執っている。DPにおける新型コロナ患者の発生を受け、神奈川県は「災害」として対応すると決め、黒岩祐治知事がDMATに出動を命じた。

当初、「感染症の専門家ではないDMATは二次感染を起こす」と批判された。しかし状況は待ったなしだった。船内の感染者を下船させ、未知の疫病を恐れる医療機関の扉をこじ開けて患者を送り込む力業は、分野横断的に動くDMATにしかできそうにない。感染症の専門家の手には負えないミッションなのである。緊急時の医療提供体制の構築は、専門性の壁をこえて利害を調整し、意思決定を行なう、広い意味の政治力が必要だった。

制度通りでは救えない

二月六日朝、DP号は食料や物資補給のために横浜港・大黒ふ頭に着岸した。乗客・乗員を船内に「隔離」して陽性患者を下ろす「着岸検疫」に切り替えられる。

だが、この日、船内の感染者は一挙に四一人に増えた。霞が関の厚労省幹部は青ざめた。

感染症法上、感染患者は指定医療機関で診なくてはならない。神奈川県内で指定された病床は八医療機関でわずか七四床。すぐに満杯になるだろう。行き場のない患者が船内で重症化するのは目に見えていた。神奈川の医療資源は乏しい。人口当たりの病院数、病床数とも四七都道府県で最下位、医療施設で働く医師数三九位、就業看護師数四五位である(二〇一七年 第七次保健医療計画改正素案)。

厚労省医政局の医系技官、堀岡伸彦は、「だめだ。本省にいてはわからない」と現場に飛び込んだ。すでにクルーズ船内は一分、一秒を争う緊迫感に包まれていた。初期対応が揺れている。

船が着岸して間もなく、大黒ふ頭に駆けつけた堀岡は「おかしいなぁ」と首を傾げる。いつまで経っても陽性者が下りてこないのだ。どうしたんだろう、と船内に入って驚いた。六〇人以上も発熱患者が出て、客室に待機している陽性者の下船は後回しになっていた。

本省は「検疫」を最優先していたが、まずは重症者を救急搬送しなくては手遅れになる。生命の危機が迫る。ふ頭には数十組のＤＭＡＴ隊員と民間救急車がひしめき、足止めを食っていた。下船してくる患者を病院に運ぼうと待っている。規則で船には検疫官しか入れず、支援の医師らは身動きがとれなかった。その場で、堀岡は彼らを「臨時検疫官」に任命するよう本省に掛け合う。隊員の顔写真を自分のスマホで撮り、手書きの名前と生年月日を添えて本省に送って「臨時検疫官」の辞令を出させた。「制度を曲げた(?)」前代未聞の現場処理をしなくては患者を救えない。修羅場だった。

堀岡は神奈川県側の指揮官、阿南と出会う。ふたりの連係プレーの初手は、法の枠内でのルール変更、つまり解釈を変えることだった。現場は感染症法の縛りに手を焼いていた。阿南は患者の受け入れ先を感染症病床から一般病床に広げた手法をこう語る。

「感染症法では指定医療機関が個室の病床に感染者を受け入れなくてはなりません。この縛りを解くことが重要でした。感染者が多くて個室対応では無理です。大変な感染症とはいえ、陽性者だけを集めて入れるなら一般病床の大部屋でもいい。感染防御のゾーニングをしっかりすれば対応できる。早く、ルール変更の通知文を自治体向けに出してくれ、と堀岡さんに要望したのです」。堀岡は現場のニーズを本省に伝え、健康局結核感染症課が九日に入院病床の確保についての「依頼」を自治体に出す。指定医療機関の個室以外での受け入れ、一般の医療機関への入院の突破口が開かれた。

そうしている間も、堀岡には内閣官房の名前も知らない参事官から、どうして感染者を下ろさないのか説明しろ、と電話がかかってくる。官邸の官僚は、それこそ箸の上げ下ろしにまで報告を求めるような絡み方をしてきた。本省は「検疫」にこだわり、「とにかく検査をしろ」と急き立てる。死ぬ人が出そうなのに検査もくそもあるものか。わかりました、一生懸命やります、と面従腹背で応じた。

「船内の危機感が外に伝わらず、患者搬送の優先順位が違っていました。船室で待機している陽性者には判定の告知もされていなかった。誰も船から出てこないんです。情報共有ができていなかった。ここが大きなポイントでした。患者さんを運ぶには支援を増強しなくてはなりません。だから臨時検疫官を投入したんです」と堀岡が回想する。

船内の状況を知った阿南は、検疫の常識を覆す「搬送の優先順位」を隊員に提案した。最優先は陽性か否かにかかわらず、すぐに治療が必要な重症者たち。二番目は陽性か陰性かわからなくても基礎疾患をもつ高齢者などリスクが高い人たち。三番目が陽性と判定された軽症・無症状の人たち、と決めたのだ。現場は重症者の救急搬送優先に異論はなかったが、二番目と三番目の線引きが難しい。陽性者を船に残せば、同室の人に感染が拡がる。現場はケースバイケースで応じるしかなかった。

船室では高齢者が高熱を発し、激しく咳き込んでいた。待てど暮らせど医療の手が伸びてこない。

夢と歓びを求めて乗ったクルーズ船で死の足音が高まる。高血圧と糖尿病の基礎疾患があった七〇代の女性は、二月七日に医療機関に搬送され、五日後に画像検査で肺炎の診断を下された。呼吸状態が悪化し、人工呼吸管理が行なわれたが、三週間後に死亡する。気管支喘息と狭心症の治療歴がある八〇代の男性は、ＰＣＲ検査で陽性が判明した九日後に医療機関で亡くなった。

七〇代の夫婦は、結婚記念日のお祝いにクルーズ船に乗った。アジアをめぐる船旅は楽しい思い出になるはずだった。着岸後、体温計が配られて熱をはかると、夫は38・2℃。医務室に電話を入れたが反応がない。翌朝、自衛隊の医務官らが来て夫婦のＰＣＲ検査用の検体を取った。

さらに二日が過ぎ、二人の医師が来訪して夫の指先で酸素飽和度を測り、事態は一変した。「緊急搬送します」と告げられ、夫は担架で運ばれる。妻は船に残され、その後、陽性が判明して夫と遠く離れた病院に送られた。二週間後、夫が入院した病院から自律呼吸が止まったと連絡が入る。夫にはエクモ(体外式膜型人工肺)が装着されていた。四〇日余りの闘病の末に夫は逝った。妻はテレビ局の取材に心情を吐露している。

「どうしてあれだけＳＯＳを出しているのに取り扱ってもらえなかったのか。その憤りで眠れなくなっちゃうこともありますよね。体温計を配られたときに、すでに38℃超えてたんだから。なぜ対応してくれなかったのか。その、なぜ、なぜというのが、いつも頭の中にありますね。(略)なんで彼は無視されてしまったのか。そこのところをはっきりさせてほしいのよ。それがないと、私のコロナは終わらないんだ」(ＮＨＫ「新型コロナウイルス　感染者・家族　遺族の証言」二〇二〇年五月一四日取材)

病院のベッドをどう確保するか

新型コロナ感染症対策の核心は、いかに重症者を減らし、一人でも多くの命を救うか、にある。人の流れを抑える接触回避や、検査による早期発見と隔離、ワクチン接種が重要なのは間違いないが、実際に増え続ける感染者に対しては、症状に応じた病床と医療のマンパワー、宿泊施設などの確保が欠かせない。病床不足や、患者と病院のミスマッチ、たとえば重症者を人工呼吸器も満足に使えない病院に搬送することは、生命を脅かす。医療提供体制の構築、病床の確保こそ、コロナとのたたかいの主戦場なのである。

阿南は、いきなり、その主戦場に立たされた。厳しい現実と向き合いながら、阿南は患者を重症、中等症、軽症の三パターンに振り分けた。優先度の高い重症患者は横浜市内の救急病院に送って治療させる。救急レベルではないけれど酸素吸入が必要な中等症の患者は神奈川県内の病院に搬送する。圧倒的に多い軽症、無症状の人は宮城県から大阪府まで一五都府県の医療機関に運んだ。そして、検査で陰性だった人は健康観察期間が終わるまでの二週間、船内で待機する。乗員、乗客の国籍は世界十数カ国に及ぶ。患者を下船させるにも外務省、各国大使館への確認が必要で時間がかかった。

では、患者を収容する病院のベッドはどうやって確保したのか。阿南の答えは明快だった。「土曜も日曜も、院長たちにばんばん電話をかけまくった」のである。

「神奈川県内の病院の院長はみんな知っているから、直接お願いします。行政機関は国の通知で動くけど、病院は通知だけでは動きません。通知をかみ砕いて説明し、補助内容なども伝えて口説く。

病院にとってコロナ用に病床を空けるのは大きな負担です。風評被害や医療者への偏見もある。行政マンでは難しい。事情がわかった者どうしで話し、納得していただいて病床を確保したんです」

医療界は、良くも悪くもヒエラルキーが鮮明で、トップが方針を決める。もっとも、現場の医師や看護師が上に抗って方針が宙に浮くこともあり、そこがまた医療界の難しいところでもある。いずれにしても病床確保には「医者どうしの腹を割った話し合い」が必要だ。

阿南は、大量の患者を医療機関に送るうちに大きな矛盾に突き当たった。多数を占める軽症者、無症状者の扱いである。感染症法はすべての感染者を入院させるよう定めているが、まったく症状がなく、元気な患者が多いのだ。彼らは「まだですか？　まだ出られませんか？」と毎日、入院先の医療者にせっつき、病院側のモチベーションは萎えてしまう。コロナ以外にも診なくてはいけない重い病状の患者がいるのに、その人たちを差し置いてピンピンしている感染者に時間をとられる。医療者は職業的使命感と現実のギャップに戸惑い、ジレンマに陥った。「これは許しがたい。軽症、無症状の入院規定を外してほしい」と阿南は厚労省に何度も働きかける。すぐには応じられなかったが、コロナとの激闘が国のしくみを徐々に動かしていった。

そうしている間も、クルーズ船の一日の感染者数は最高で九九人に達し、いよいよ病床が足りなくなった。細かい条件をつけず、毎日、集団で受け入れてくれる医療機関がほしい。もはや県内の医師どうしの話し合いでは調整がつかない。政治の出番である。

このとき、政治は動いた。自衛隊中央病院（東京都世田谷区）と開院前の藤田医科大学岡崎医療センター（愛知県岡崎市）が多くの感染患者を受け入れる。自衛隊中央病院は厚労大臣と防衛大臣が検討して一日二〇人の受け入れが決まった。その前に両省の審議官は一日三〇人の搬送で折り合っていたが、現場の医師や看護師が異を唱えて差し戻され、トップダウンで裁定されたという。

藤田医科大病院は学長と厚労省医政局長が話し合い、厚労大臣に話をつないで患者の収容が決定した。地元の岡崎市ではコロナ患者受け入れに反対の声が高まり、大学側は説明会を開いて切り抜ける。この他、感染症指定医療機関の横浜市立市民病院や、川崎市立川崎病院などが多くの患者を引き受けたが、概して文部科学省管轄の大学病院は冷淡だった。

切羽詰まった堀岡は、旧知の山梨大学の島田眞路学長に電話を入れる。辛口の島田は厚労省のPCR抑制方針を批判していた。堀岡は、首都圏の病院が限界に達し、乗員や厚労省から派遣された職員が万一感染しても行き場がないと訴える。「よし、わかった」と島田は承諾し、山梨大病院の全一一病棟のうち一病棟(四七床)をコロナ病棟に変える。「われわれはいくら批判していただいてもいい。いざというとき協力していただければ地獄に仏です」と堀岡は感懐を口にする。病床確保は泥臭い人間関係の撚り合わせの上に成り立っている。可視化されにくい水面下の水かきのような作業であった。

三月一日、船長の下船をもってクルーズ船でのDMATの活動は終わった。三週間で七一二人の感染者と、持病が悪化した陰性の救急患者や家族を含む七六九人を搬送した。その半数以上が一六の国・地域の乗客や乗員で、文化風習、宗教が異なり、受け入れた病院は食べ物にも気をつかう。川崎市立川崎病院の院長、金井歳雄は、「(外国人旅行客の)ある親子では両親が感染し、七歳の子供がPCR陰性であった。子供を一人にさせるわけにはいかず、親と一緒に下船させ、濃厚接触者として個室入院させた。病気ではない子供の世話は特に大変で、(略)小児科や看護職等の職員の負担は大きかった」(『新型コロナウイルスとの闘い　現場医師120日の記録』PHPエディターズ・グループ)と記す。

DP号の感染者のうち少なくとも一四人が下船後に帰らぬ人となった。

ずっと抱いていた疑問を私は阿南と堀岡にぶつけた。なぜ、大黒ふ頭に着岸後、すぐに乗員・乗客を下ろさなかったのか。船内に長く待機させたから感染爆発が起きたのではないか。阿南は答えた。

「僕も下船すべきだと思ったが、送る先がなかった。四〇〇〇人ちかくを収容できる宿泊施設は日本にはない。乗員・乗客を分散させたら感染が管理できず、もっと拡がります。やるなら自衛隊を使うしかない。自衛隊がキャンプを張って受け皿にできないか、と提案しましたよ。だけど難しかった。自衛隊の災害派遣には、公共性、緊急性、非代替性の三要件がある。とくに非代替性の証明が難しい。他に方法はないか、どうして自衛隊なのか、ああでもない、こうでもないと議論しなくちゃいけない。そんな時間はないわけですよ。自衛隊の自律的な災害対応力は優れていますが、宝の持ち腐れです」

かたや堀岡は「自衛隊でも無理」と語る。

「全員の下船は大臣室でも話題になりました。でも、非現実的です。たとえば一斉下船で感染者と非感染者が入り混じった状態で運ぶにはバスが二〇〇台必要。それだけ集めるのは困難です。物量が足りません。自衛隊が野戦用に持っている病床は一〇〇床です。最後の最後、藤田医大病院が満床になったら大黒ふ頭に野戦病床を展開しようかとは考えましたが……。でも、いまから思えば、高齢者で基礎疾患があるハイリスクな人、一五〇〇人を医療機関に移すことはあり得たかもしれない。あの時点では選択肢として浮かびませんでした」

エクモを使える医者はどこにいる

クルーズ船の病態に応じた患者搬送の経験は、課題をはらみつつも、その後の市中感染拡大に向けた医療提供体制づくりの雛形となった。神奈川県と国は呼応してしくみを整えていく。焦点は重症者の救命だ。早い段階でそこを意識し、ネットワークを築いた医師がいる。

埼玉県川口市、かわぐち心臓呼吸器病院の細長いロビーには朝から患者がつめかける。循環器(心臓、血管)と呼吸器(肺)の疾患に特化し、二四時間三六五日体制で救急を受け入れている。院長の竹田晋浩《しんひろ》は、二〇二〇年一月に中国の武漢で感染が急拡大した時点で、「重症者の救命は人工呼吸器とエクモの治療にかかっている」と洞察した。

集中治療専門医の竹田は、二〇〇九年の新型インフルエンザ流行期に学会の対策委員長を務めていた。このとき日本では二〇〇人以上が亡くなったが、多くの感染症専門医は被害が小さかったと評価した。厚労省の「新型インフルエンザ(A/H1N1)対策総括会議報告書」は「わが国の死亡率は他の国と比較して低い水準にとどまっており、死亡率を少なくし、重症化を減少させるという当初の最大の目標は、概ね達成できた」と記す。しかし竹田の受けとめ方は違っていた。重症者の救命率が低かったのだ。重症の子どもを救えていない。新型インフルでエクモを使った生存率は、世界水準の七〇パーセントに対し、日本は約三五パーセント。半分にも満たなかった。エクモは患者の静脈血をポンプで取り出し、肺の代わりに酸素と二酸化炭素の交換を行なって血液を体内に戻して呼吸を補助する治療法だ。竹田は新型インフルでの救命率が低かった理由をこう説明する。

「日本でもエクモは心肺蘇生や、心臓外科手術などに使われてきました。そういうケースでは、三日ぐらいの短いスパンで終わる。だけど肺炎の呼吸不全で使う場合は期間が長く、治療の仕方や細々とした道具も違います。そのノウハウが普及していませんでした」

竹田は、エクモ治療の最高峰、スウェーデンのカロリンスカ研究所に赴き、呼吸不全への適用技術を身に着ける。帰国後、仲間の医師に座学で教え、実技講習を行なった。厚労省の補助金で、希望者をカロリンスカ研究所へ研修に行かせる。そうした長い助走の後、新型コロナのパンデミックに直面したのである。国内で感染が拡がるのは時間の問題だった。

救命の鍵は人工呼吸器とエクモ、治療できる医師の「数」が握っている。出遅れていた厚労省は、緊急調査で全国に人工呼吸器二万二二五四台、エクモ一四一二台があると公表したが、実態を反映していなかった。調査対象が感染症指定医療機関に限られていたからだ。官の縦割りの弊害といえよう。

じつは、感染症指定医療機関でエクモを呼吸不全に使えるところは意外と少ない。東京都内では都立墨東病院、都立多摩総合医療センター、日本赤十字社医療センター、国立国際医療研究センター病院、自衛隊中央病院、聖路加国際病院、などに限られている。看板と中身は必ずしも一致しておらず、重症患者はたいていエクモに慣れた集中治療医や救命救急医を擁する病院に回される。

阿南や堀岡がクルーズ船の対応に追われていた二月一六日、竹田は長年培った人脈をベースに「エクモネット（ECMOnet）」という受け皿を立ち上げた。エクモを熟知した医師が医療機関からの電話相談を二四時間受け付ける。電話の転送システムを使い、三交代で相談に応じる。並行して全国の救命救急センターや、学会認定のICU（集中治療室）の九割をカバーした重症者の受け入れ病床リストをつくり、三月には医療者内で共有した。どの病院に重症病床の空きが何床あるか一目でわかる。

エクモネットはクルーズ船の重症者の搬送にも一役買った。長野県の松本で重症化した患者を群馬県の前橋に運んでいる。都内の指定医療機関から別の病院にも送った。重症者を受け入れた病院に望まれれば、熟練の医師を派遣し、一緒に治療をしながらノウハウを伝授した。エクモネットの病床リストやメンバーは一般公開こそされていないが、高度化が進み、専門性の壁が林立する医療界で、極めてオープンなプラットフォームを形成している。竹田が、その真意を打ち明ける。

「医療の世界では、こういう特殊技術を持つ医師は自分の組織で囲いがちですが、それをやっても無意味です。エクモに関しては医療界全体の力が低下していたのだから、底上げしなくちゃ。あえてオープンにして、集まったデータは国にも渡して参考にしてもらっています。日本全体を見渡せば、エクモの機械は足りているんです。問題は呼吸不全にエクモをつかえる医師が何人いるか。東京都は大規模病院が多く、医療資源が豊かですが、他府県はそうではない。地方でもしも爆発的に感染が増えたら近隣に重症者を搬送しなくてはならない。われわれのネットワークはその準備をしました」

オープンなマインドと情報共有は、社会が感染症に立ち向かう要諦であろう。コロナのパンデミックで、ネットワークは機能し、日本の新型コロナ感染症でのエクモ救命率は七〇～八〇パーセントと欧米の五六～五七パーセントを引き離し、世界トップに躍り出ている。病院の成り立ちや専門性を貫く、パブリックなシステムの大切さを証明したといえるだろう。

医療機関情報をネットで公開

クルーズ船の感染対応が峠をこえた二月二五日、会社役員で神奈川県顧問の畑中洋亮（現・神奈川県医療危機対策統括官・企画担当）は、たまたま接したニュースに「病院が次々と吹き飛ぶ」ような恐ろしさを感じた。クルーズ船の患者を受け入れた病院で職員一人の感染が判明し、外来、入院診療とも中止したと報じられていた。

「ここから数週間、インフルなのか、コロナかわからず病院に殺到する市民が爆増します。……当直態勢などが瓦解し、通常医療ができなくなります」「神奈川県の病院がどういう状態か把握できていますか。僕は把握できるしくみをつくれると思います」と、畑中は首藤健治副知事の携帯にメッセージを送った。市中での感染拡大は秒読み段階だった。コロナ患者の受け皿を用意しなくては院内感染が続発し、ドミノ倒しのように医療崩壊が起きる。畑中は情報通信技術（ＩＣＴ）を介して医療をとらえる異能の民間人だ。医療体制の整備が死活的問題だと見抜いた。

畑中は二〇〇六年に慶應義塾大学理工学部を卒業後、東京大学医科学研究所ヒトゲノム解析センターで遺伝子治療の研究に携わった。その後、民間企業の重役に就き、医療系の財団を設立する。ＩＣＴ技術と経営、公的センスが混然一体となった人物である。

提案が受け入れられた畑中は、数名の部下を連れて神奈川県庁に乗り込み、県内約三五〇病院の稼働状況のデータ収集を始めた。病院の情報は待っていても取れない。調査員が各病院に直接電話をかけて聞き取りをしていると、病院団体から横やりが入る。病院の事情を知りたければ、いつものように自分たちを通せと言う。四〇歳に手が届くかどうかの乱入者に秩序を壊されてはたまらないと不満たらたらだった。だが、身内同然の病院団体の調査では手心が加えられ、病院の実相は隠される。畑中は、病院団体の圧力をはね返そうと一計を案じた。「錦の御旗」を掲げて突破を図ったのである。

「行政の官僚組織の外から入った僕が、従来の秩序を盾に立ちふさがる相手を突き放すには、誰も文句が言えない「錦の御旗」が必要でした。そこで病院の稼働状況の情報公開は県の使命だと論陣を張ったんです。市中で感染が起きて医療機関に患者が駆け込んでいる。特定の病院に殺到したら病床が逼迫《ひっぱく》する。院内感染が発生すれば地域の医療が崩れます。県民に無理、無駄な受診はしないよう行動啓発も求められる。そのために病院の情報公開が必要です。具体的には神奈川県の新型コロナ特設サイトをネット上に開いて病院情報を一般に公開しようと決めました。コロナ特設サイトを「錦の御旗」にしたんです。もちろん、病院から聞き取った話はそのままナマでは載せはしません。ちゃんと表現も配慮します。しばらくすると邪魔は入らなくなりました」と畑中が追想する。

病院の聞き取り調査が佳境に入った三月三日、東京都が畑中の先をいく形で「新型コロナウイルス感染症対策に関する特設サイト」を開いた。元ヤフー社長の宮坂学副知事率いる特別広報チームが発案したものだ。ＰＣＲ検査の実施件数や陽性者数、コールセンターに寄せらせた相談件数などの最新データがグラフ化され、元データを確認できるリンクも張られる。特筆すべきは、ソフトウェアのソースコード(プログラミング言語で記述された文字列)を無償で公開し、誰でも自由に改良・再配布できるようにしたことだ。オープンソースは自治体のサイトでは画期的な一歩だった。間もなく、台湾のデジタル担当大臣で、天才プログラマーの呼び声が高い唐鳳(オードリー・タン)がサイトの改良に加わり、ネット上で「時代は変わった」「胸アツ、感動！」と大反響が沸き起こる。

畑中が「これだ。いただきます」と即決したのは言うまでもない。オープンソースを利用して医療機関の稼働データを載せればいい。誰も咎めはしない。ネットの進化の源泉はオープネスだ。

神奈川県の医療ポータルサイトの原型ができると、畑中は厚労大臣政務官だった旧知の自見英子《はなこ》に「これは国が全国規模で展開すべきテーマです。ウイルスは都道府県域をこえます。人を寄こしてください。同じものを厚労省向けにつくる方法を全部教えます」と連絡した。じつは、畑中と自見は親子二代の縁でつながっている。畑中の父、龍太郎は財務官僚だった。龍太郎が金融庁長官に就任したときの金融担当大臣は英子の父、庄三郎。不思議なめぐりあわせでふたりはコロナに立ち向かう。厚労省は畑中のもとに人を送ってきた。

畑中は、すべて国に移植する前提で神奈川のサイト開発を進めた。それが「新型コロナウイルス感染症医療機関等情報支援システム（G-MIS）」に結実し、「政府CIOポータル」での全国の医療機関の情報公開へと進展していく。

患者をどう割り当てるか――「神奈川モデル」

畑中の突進力は情報共有に風穴をあけた。が、しかし、現実世界はネットほど速くは変わらない。市中感染がじわじわと拡がった。

陽性者の入院が増え、事態は深刻さを増す。畑中は危機感を募らせ、本格的に医療提供体制のシステム構築を仕掛ける。リアルな病床を、患者にどう割り当てるか、戦略を練った。

畑中が導き出したシナリオは「選択と集中」だった。重症患者をピックアップして拠点病院に集めるプランだ。各病院がそれぞれ患者を引き受ける「資源分散」も考えられるが、核心は重症者の搬送であり、受け皿の医療機関は限られている。ただし、特定の医療機関の機能を暫定的に停止して重症者の拠点病院とするのは多方面に影響が及び、至難の業だ。病院の内外で猛烈な反対運動が始まるだろう。畑中は、夜を日に継いで「選択と集中」の説明資料をこしらえる。感染拡大で、すでに神奈川県内の病院の一五パーセントが外来診療を止めていた。陽性者の分布に防護服やマスクの不足状況などさまざまなデータを網羅して約四〇ページの説明資料をまとめた。

三月中旬、畑中は資料を携えて厚生労働副大臣の橋本岳と面談し、差し迫った危機と自身のシナリオを解説した。クルーズ船の現地対策本部に詰めていた橋本は、「ダイヤモンド・プリンセス号では、患者を入院させられない、まさに小さな医療崩壊が起こっていました。このプランをバックアップします」と受け入れた。橋本の紹介で畑中は日本医師会の会長だった横倉義武、副会長の中川俊男(現・会長)とも会い、協力を取りつける。政府と医師会という外堀を埋め、神奈川県の医療提供体制を一挙に「選択と集中」へ転換しようとも巧む。

満を持して、三月一九日、神奈川県感染症対策会議に臨んだ。学識経験者と保健所長らが集まり、対策の根本方針を決める会議である。畑中は「選択と集中」がいかに重要か熱っぽく説き、この場で決めてください、と迫った。そのまま押し切れる、はずだった。

ところが、会場で手が挙がる。クルーズ船の患者搬送を仕切った阿南だ。隣に厚労省医系技官の堀岡も座っている。さっきから二人はぼそぼそと何やら喋っていた。

「すごくいいシナリオだと思います。だけど、中等症っていう概念を入れないと事は運ばない。この感染症の陽性者は無症状、軽症が多い。一方で、重症の救急レベルではないけれど酸素吸入が必要な中等症の患者さんがいる。急に重症化する例があり、中等症の概念で患者さんを多数受け入れる医療機関が必要なんです」

と、阿南は理路整然とシナリオの盲点を突いた。政府と医師会の賛同を得ていた畑中は、この期に及んで……と血が逆流する。だが、会議後、首藤副知事の執務室で畑中と阿南、堀岡は面談し、プランを練り直した。畑中は阿南に「一緒にやりましょう」と誘う。四月一日付で阿南は神奈川県健康医療局技監・医療危機対策統括官のポストに就き、正式な権限が与えられた。

こうして生まれたのが「神奈川モデル」と呼ばれるしくみだ。県の調整本部が、陽性者のうち無症状または軽症の人は自宅や宿泊施設、中等症者を重点医療機関に指定された病院、重症者は救命救急センターなどの高度医療機関に振り分ける現実的なシステムだった。厚労省はこの方法を取り入れ、陽性者を三つのカテゴリーに分けた医療提供体制が全国に波及し、定着していく。発端は神奈川だった。三月二七日に黒岩祐治知事と横浜市の林文子市長や川崎市の福田紀彦市長ら六首長が集まって会議が催される。政府は緊急事態宣言の検討に入っており、首長たちは一致団結して神奈川モデルを推進しようと誓う。意思を確認し合う決起集会であった。

しかし、産みの苦しみは、そこから始まった。畑中は無症状者の宿泊施設の開拓に奔走し、東横インの黒田麻衣子社長から関内と新横浜の二つのホテルを提供してもいいと内諾をとる。天にも昇る心地でホテルが立地する横浜市の了解を取りに出向くと、横浜市側は地元住民への説明が難しい、建て替え中の横浜市立市民病院の旧病棟を宿泊施設に充てる案もあるので五月まで待ってほしいと答えた。とても待っている余裕はなく、東横インの話はいったん消える。神奈川県は第三セクターが運営する湘南国際村、アパホテル横浜関内、横浜伊勢佐木町ワシントンホテルなどの宿泊施設を準備した。

神奈川県と、独立志向の強い政令指定都市の横浜市、川崎市との間には見えない溝があった。

実際に重症の患者を一、二カ所の医療機関に集めるのは不可能だった。ふだん一〇床のＩＣＵを回している病院でも、人工呼吸器やエクモにはマンパワーをかけねばならず、使えるＩＣＵは半分に減る。重症者は分散させるほかなかった。阿南は県内、約三〇の高度医療機関の院長を集めて神奈川モデルの意図を説明し、「それぞれＩＣＵの三割ぐらいコロナ患者をとってください」と頭を下げる。

中等症患者を入院させる重点医療機関の指定も難航した。自発的に買って出る病院はない。阿南は、隗《かい》より始めよと県立循環器呼吸器病センター、県立足柄上病院、国立相模原病院を説得した。公立の病院が範を垂れ、東海大学医学部付属大磯病院や湘南藤沢徳洲会病院などが続き、計一七病院が重点医療機関に収まる。県が医療機関を掌握するにつれ、政令市との壁が消えた。阿南は語る。

「行政の壁を超えて医療機関をグリップすることが大事でした。直接、神奈川モデルに参画してもらえば、その病院を所管している市も理解してくれる。市が設置した保健所は、どこも手が足りなくて大変です。無症状・軽症の自宅療養、宿泊療養の管理なんて時間がいくらあってもたりない。そこで県が患者管理システムの入力を代行した。保健所設置市は負担が減り、協力しやすくなります」

畑中が突き進んで描いた神奈川モデルは、調整型の阿南が肉付けをして動き出す。神奈川では、第一波、二波で医療崩壊が起きなかったといわれる。だが、感染拡大の波が巨大化するのは、それからだった。万全を期した医療の防波堤も、やがて決壊へと追い込まれていく。

第４章　沖縄、夏の試練

リスクに基づいた判断

　政府は、新型コロナのパンデミックが発生した直後、感染動向を正確につかむ手段を持っていなかった。過去の感染症流行では被害想定を示していない。感染の動きをとらえる指標は、北海道大学大学院教授だった西浦博（現・京都大学大学院教授）が表舞台に立つまで使われていなかったのである。感染の拡がり、高低の波を予測し、それに合わせて医療提供体制を整える発想も欠けていた。

「従来の厚労省のやり方は、被害規模の想定についてはパターナリスティック（父権主義的）でした。各都道府県にこのぐらいの病床を用意しておきなさい、といった冷たい感じの事務連絡が出て、それぞれの都道府県が病床を用意して、そーっと流行が終わるのを待つ。二〇〇九年の新型インフルエンザのときはそうでした。しかし、今回は流行が速いし、規模も大きい。乗りきれませんよという話をして、リスク・インフォームド・デシジョン（リスクに基づく判断）、これぐらいのリスクがあると想定しますから、それを踏まえて次のやり方を考えてください、と厚労省や専門家の方々に説明しました」

と、西浦は『AERA』(朝日新聞出版)での取材で私に語った。二〇〇三年のSARS(重症急性呼吸器症候群)、〇九年の新型インフル、一五年のMERS(中東呼吸器症候群)の流行でも日本では大きな被害が生じず、厚労省の父権主義的な手法は温存される。しかし、コロナでは通用しなかった。

西浦が北海道大学の研究室を出て上京し、厚労省で数理モデルによるデータ分析にとりかかったのは二〇二〇年二月だった。ダイヤモンド・プリンセス号で集団感染が起きていた。船内でのPCR検査で陰性になり、一四日間発症しなかった乗客を下船させた場合のリスク評価を西浦は求められる。厚労省内は国内への感染拡大に戦々恐々としていた。「何人発症する可能性があるんだい」と厚労大臣の加藤勝信が真顔で訊く。「この方法だと一〇人ぐらい発症します」と西浦は答えた。実際に下船後、発症した患者は九人だった。厚労幹部は数理モデルの確かさに「ほーっ」と一目置いた。

二月下旬、省内にクラスター対策班が発足し、西浦にデータ解析が託され、北大の研究員が合流した。中国の感染データをもとに西浦は日本の流行ピークを四月と見通す。三月に入って、「人と人との接触八割削減」を唱え、被害想定を行なう。数字をめぐる政府とのさや当てが始まった。欧州ではコロナが荒れ狂い、重症者が人工呼吸器もつけられないまま亡くなっている。

西浦は基本再生産数(まったく免疫を持たない集団のなかで一人の患者が平均して直接感染させる推定人数)を欧州並の「二・五」とし、接触八割削減のシミュレーション資料を政府の諮問会議に出した。ところが、知らぬまに「二・〇」と感染力を低く見積もった数値に書き換えられていた。「この試算が表に出たら自分のものではないと公言しよう」と覚悟を決める。経済的打撃を嫌う政治家は「六割削減でどうだ」「だめなら七割では」と〝値切って〟くる。西浦は突っぱねた。

四月七日、首相の安倍晋三は緊急事態宣言を出す会見で、「最低七割、極力八割削減」と幅をもたせた。西浦は「あくまで八割。すぐに休業補償をしてハイリスクの場所を閉じてください」と発信し続ける。こうして「八割おじさん」が誕生したのである。

緊急宣言の発出で日本中の街から人影が消え、経済は真っ逆さまに落ち込んでいった。

四月一五日、西浦は記者意見交換会で「まったく感染対策をしなかったら、八四万人が重症化し、その半分(四二万人)が死亡する」と衝撃的な想定を口にする。即座に激しいバッシングが起きた。

「国民への脅し、扇動」「現実離れした数理モデルは根拠が乏しい」「国民に選ばれたわけでもない学者が発言の責任をとれるのか」。官房長官の菅義偉は「推定死者数は、政府としては公表していない」と火消しに走る。非公表の理由は、公表すれば国民が怯え、パニックになるからだという。接触八割削減の方針は「過大な制限」と集中砲火を浴びた。ついには「脅迫状」が大学に送りつけられる。

札幌の自宅で、妻で医師の知子はテレビに映った夫を見て、「まずいな。相当ストレスをためている」と気をもんだ。洗濯した着替えを送る宅配便の箱にそっとジョギングウェアを入れる。無言のメッセージだった。西浦は、医大生時代、体脂肪率を一〇パーセント以下に保ち、トライアスロンのアイアンマンレースに何度も出場している。卒業後はマラソンに切り替えた。二〇二〇年一月に出場したハーフマラソンは二時間少々で完走した。毎日、自宅から北大まで一〇キロのランニング、もしくは昼休み一時間のバイク漕ぎで体調を整え、体重は九二〜九三キロを保っていた。だが、厚労省庁舎と新橋のホテルを往復する日々。「ストレスがたまると食べる」ことを知子は知っている。シャツのボタンが、いまにもはちきれそうで目方は二〇キロ以上増えていた。

五月上旬、一日の新規感染者数は全国合計で二ケタに減り、八割削減の効果が現れる。西浦は、妻の思いを受け、皇居周回コースに出た。相変わらず、批判的なメディアもあれば、ツイッターに「#西浦寝ろ」のハッシュタグができて応援メッセージも寄せられる。感染症の数理モデルの開拓者は、賛否の強い風を受けながら皇居の周りを黙々と走る。汗とともにストレスを流し出した。専門家集団のリーダーで、地域医療機能推進機構(ＪＣＨＯ)理事長の尾身茂は西浦の存在感をこう語る。

「感染症は、とくに流行初期はわからないことばかりです。感染がどう起きて拡がるかは、いわば神のみぞ知るところ。そこに近づくための大切な視点を西浦さんは提供し、貢献しています。ただ仮定の数値の置き方次第で予測は変わってくる。絶対視はできません。そもそも感染症対策は、疫学情報だけで白黒つけられるものではない。人びとの行動変容や経済、社会のありようも関係します。その複雑さに耐えて判断していくしかないのです」

西浦本人は、批判された被害想定を、こう顧みる。

「四二万人死亡の被害想定には、対策を立ててハイリスクの接触が減れば、数は大幅に下がる、がんばりましょうという励ましも添えるべきでした。伝え方の反省はあります。ただ、科学的なコミュニケーションで被害想定のない国はありません。政府は上から専制的に制約を人びとに課すのではなく、リスク・インフォームド・デシジョンに乗りだしてほしい。それで数字を発表したのです」

接触八割削減については「あの緊急事態で日本は法的にロックダウン(都市封鎖)できなかった。スローガンを作って流行を制御するしかない。専門家で僕しかその評価はできないのだから踏み込んだのです」。どちらも「まったく後悔していません」と西浦は断言した。

その後、厚労省は、西浦の数理モデルによる予測を医療提供体制の制度設計に取り入れる。六月一九日、全国の自治体に西浦が作成した「新たな流行シナリオ」のシミュレーションに基づき、流行のフェーズ1～4の段階別に病床を確保するよう通知した。感染レベルの低いフェーズ1から入院患者数の推計値が最大となるフェーズ4まで、都道府県が地域の実情を踏まえて必要な病床を準備せよ、と伝える。ただし、病床確保の主体はあくまでも都道府県という構えは崩さなかった。元来、日本は公立(自治体)、公的(日赤・済生会・共済など)病院の割合が少なく、「お上」の統制が効きにくいとされるが、ともかくリスクに応じた判断の形が案出される。

だが、ウイルスは無慈悲に侵入した。

七月から八月にかけて、医療崩壊が現実味を帯びた。場所は沖縄である。

沖縄県は、最悪のフェーズに備えて二四二床のコロナ病床の確保を目ざしていた。その矢先に政府のGoToキャンペーンが始まり、感染者が急激に増える。四七都道府県で唯一、想定外の「フェーズ5」を案出して受け入れ病床を四四三床に引き上げた。医療機関にとってコロナ用に病床を空けるのは並大抵のことではない。一人の重症患者には複数の医師と看護師がかかわり、二四時間体制で治療をする。朝、夕、人工呼吸器を装着した患者の体位をうつ伏せにかえるには五、六人の人手がかかる。通常の数倍のマンパワーは、他の診療科の病床と人を削って補わねばならない。周辺の医療機関への患者の転院も余儀なくされる。病床調整は危険な綱渡りだ。

沖縄の夏の試練は、暮れから年初に大都市圏を震撼させる第三波のプレビューであった。

感染拡大の火種

春の第一波の後、沖縄では二カ月以上も新規感染者ゼロが続き、コロナの封じ込めに成功したかのような雰囲気が漂った。平穏が破られたのは七月四日、米国独立記念日の夜だった。沖縄本島の北谷《ちゃたん》町で若い米兵たちがビーチパーティに興じた。USAコールが沸き起こり、あちこちで酒が酌み交わされる。日本人も一緒にどんちゃん騒ぎがくり広げられた。三日後、普天間飛行場の軍属五人の感染が判明する。

沖縄県立中部病院(五五九床)の感染症内科・地域ケア科の医師で、県のコロナ対策にかかわる高山義浩は、「北谷がやばい」と直感した。感染症流行のインデックス・ケース(最初の症例)は、一番初めに陽性と確認された患者とは限らない。むしろ意識の高い人が検査を受けて発見されることも多く、その周りに感染者が潜んでいる可能性があった。

「あの夜、一緒に飲んでいた彼が陽性になったので検査をしてください」とガールフレンドが中部病院へ受診にきた。すでにウイルスは街で広がっているのではないか。中部病院は県医師会と連携し、七月一二日、北谷町の歓楽街で働く人を対象に臨時PCR検査を行なった。一三〇人が検査を受ける。過去に例のない集中的な検査だった。

「僕個人は、米兵が本国から沖縄に来たら二週間、検疫隔離されているので、米国のウイルスが入る可能性は低いだろう、それより北谷で遊んでいるうちにうつったのではないか、とも考えていました」と高山は言う。幸い、一三〇人のうちで陽性者はゼロだった。

ほっとする間もなく、米海兵隊のキャンプ・ハンセンで五〇人以上のクラスターが発生する。一九日に地元の金武《きん》町の飲食店の従業員、一九八人のPCR検査が行なわれる。米軍は陽性者数を県に報告したが、疫学調査の結果は伝えなかった。基地労働者が不安がり、県は九八三人の基地従業員の検査を行なう。金武の陽性者はゼロ、基地関連ではタクシー運転手一人の陽性が確認される。米兵が感染したウイルスは基地内にとどまっていたのか……。

のちに国立感染症研究所は、ウイルスの遺伝子解析によって、一月、二月に日本に入ってきたのは「武漢型」のウイルス株、三月から四月にかけて全国で同時多発的に流行を引き起こしたのは「ヨーロッパ型」、そして夏の第二波は「東京型」のグループに属しており、七月中旬以降に沖縄で感染を拡大させたのも東京型と発表する。ウイルスは変異を重ねていた。

北谷や金武での大規模なPCR検査で陽性者がほとんど出ず、米軍基地からのウイルス流出の懸念は晴れたかにみえた。だが、高山たちは米軍基地のクラスターに振り回されている間に重大な兆しを見落としていた。那覇の歓楽街、松山地区に持ち込まれたコロナの火種が、換気の悪い、3密の環境で静かに燃え広がっていたのである。「僕らのミス。松山の流行に気づいてはいたが、米兵に気を取られすぎて、検査が遅れた」と高山は臍《ほぞ》を噬《か》む。

感染が一気に広がった

沖縄県庁四階、第二会議室に詰める医療コーディネーターたちは、一日の新規感染者がいきなり増えて戸惑いを隠せなかった。第一波の最高は一二人だったが、七月二四日に一〇人、翌日一四人、二九日四四人、三一日七一人と急増したのだ。人口一四五万人の沖縄の一〇〇〇人は、東京都なら一〇〇〇人に相当する。急激な感染拡大が起きていた。

医療コーディネーターは、陽性患者の症状に応じて病院や宿泊施設などの搬送先を決める。感染の急拡大で目の前に垂直の崖がそそり立ったように感じた。

班長の沖縄赤十字病院救急第一部長、佐々木秀章は「一週間早すぎる。なぜだ」と自問した。相方の浦添総合病院救命救急センター長、米盛輝武は、自ら三日徹夜してこしらえた県内二一病院の患者受入れ状況を示したディスプレー(OCAS)を眺め、院長たちに電話をかける。掲示板にはリアルタイムで病院ごとの重症、中等症、軽症、無症状の入院患者数が表示されている。ゼロなら白、一～二人なら黄色、満杯は赤。どの病院もOCASにアクセスでき、情報を共有していた。全国でもっとも進んだシステムだった。七月の末には赤い表示が画面を覆う。佐々木が回想する。

「GoToトラベルは七月二二日に始まったので月末から感染が増えるだろうと予想していたら、一週間早かったのです。あとで聞けば七月中旬に東京のホストが大挙してやってきて那覇の松山で遊んでいた。そこが発火点の一つでした」

沖縄の飲食業生活衛生同業組合理事長の鈴木洋一は、沖縄県議会に参考人として招致され、「(新宿)歌舞伎町のホストの方たち一四五名が一斉に松山のキャバクラに入りました。その翌週、名古屋のホストが来ている。キャバクラにとってはいいお客さんです。それはそれで割り切ればかまわないが、従業員の方が怖がって……」と述べている。旅行事業者によれば、当初、ホストたちは本島から離島に行こうとして、行政側に止められたという。

人口一〇〇〇人以下の離島に一〇〇人ものホストが渡って陽性者が五人、一〇人と出れば島は恐怖のどん底に突き落とされるだろう。「もしそうなれば島民と観光客全員のＰＣＲ検査をして陽性者の隔離が終わるまで交通を遮断、離島を閉鎖することが行政や自衛隊の間で検討されていたんです」と関係者は言う。背筋の寒くなる話だった。

松山に舞い込んだ火種は炎上し、そこにＧｏＴｏキャンペーンで観光客がウイルスを運び込んで火に油を注ぐ。感染はみるみる広がった。沖縄県知事の玉城デニーは、八月一日、県独自の緊急事態宣言を発出する。那覇市内の飲食店の営業時間は夜一〇時まで。松山地区の遊興施設等（キャバレー、ナイトクラブ、ライブハウス、スナック、ダンスホール、パブなど）に休業要請が出され、県民の他県への不要不急の移動や離島への渡航の自粛が求められた。

一方で、観光客の来訪は止めなかった。沖縄県の観光による経済波及効果は県民総生産の三割弱を占めており、労働者の四人に一人は観光関連で働いている。コロナ禍で上半期の観光客は八二パーセントも減り、観光業界は「生活苦で自殺者が続出する」と憂えていた。門戸は閉ざせない。そのかわり観光業界は「徹底的な水際対策」を求めた。業界団体のリーダーは「来県者への事前検査を実施し、陽性者が入るのを食い止めよう」と声を上げる。本島と四七の有人離島で構成される沖縄県は、ウイルスを水際で止めれば感染を抑えられる。理屈ではそうだ。

しかし、決定的な手立ては講じられなかった。ＧｏＴｏキャンペーン開始に合わせて那覇空港でのサーモグラフィによる来県者の発熱チェック、37・5℃以上の熱がある人への検査が導入されたが、効果には疑問符がつく。実際にサーモグラフィで見つけた発熱者が、係員の制止を振り切って空港から街へ出ていく。検査に強制力はない。モラルや公衆衛生意識といった人間の心のすき間からウイルスは入り込み、市中に拡がったのだった。

病床が足りない――「全方位医療」が崩れてゆく

那覇市と市医師会は、八月一日と二日、港で、松山地区で働く飲食店の従業員を対象に無料でPCR検査を行なった。「一般に広報したら一万人ぐらい来かねない状況でした。ターゲットは絞り込みたい。ピンポイントで検査を受けてほしいお店やスタッフにメッセージを届けて家族や友人、知人が来るのは認めました」と高山は言う。二日間で二〇七八人が受検し、検体は東京の大手民間検査機関にも送られ、八六人の陽性が判明する。感染者の多くは若い軽症者、無症状者だったが、家庭内にウイルスが入り、高齢者への感染が増えた。無症状者の感染力は侮れなかった。

県庁四階の第二会議室にホワイトボードがずらりと屏風のように立てられた。医療コーディネーターたちは、口惜しさを押し殺し、そこに行先が決まらない患者の名前を一人ずつ書き込む。「調整中」の患者は自宅で熱にうなされながら搬送先の連絡をいまかいまかと待っている。その数は二〇〇人を超えた。宿泊療養施設の確保が後手に回り、やむなく高齢者にも自宅療養を認める。班長の佐々木は、ホワイトボードを睨んで、「この人はここ、あの人はそこ」と半ば強引に搬送先を割り振った。頼みは「医療ゆいまーる(相互扶助)」と佐々木が呼ぶ、沖縄独特の医療機関の協調だった。

戦後、長い間、米国の統治下に置かれた沖縄の医療は、本土とは異なる発展を遂げている。戦争で若い世代が激減した沖縄は、医師や看護師がまったく足りなかった。琉球政府は医師確保のために日本国内の大学に学生を「留学」させるが、医学部を卒業しても沖縄に臨床教育ができる施設や研修プログラムがなく、留学生は本土にとどまる。結果的に医師不足は解消できなかった。

そこで米軍が設けた医療機関をルーツとする沖縄中部病院(現・県立中部病院)が、一九六七年にハワイ大学と提携して臨床プログラムをスタートさせる。指導医を米国から迎えた中部病院は、一転して厳しく科学的な臨床研修で注目を浴びた。

中部病院は「二四時間、三六五日、すべての人々に平等に医療を提供」「離島医療を支援し、予防医療を行なう」と理念を掲げ、あらゆる患者を受け入れる。救急患者も一次の軽症から二次、多重外傷や脳血管障害といった一刻を争う三次まですべて診た。一九七二年の本土復帰後、県立中部病院と改称された後も先輩医師が後輩を教え、後輩医師がその下の後輩を教える、いわゆる「屋根瓦方式」で指導が受け継がれる。中部病院で研鑽を積んだ医師たちは、県内全域の公立、民間の医療機関に散り、理念と方法論を普及させていった。

中部病院の現院長、玉城和光はあらゆる患者を受け入れる背景を次のように語る。

「離島医療を担うには何でも診られる医師を育てなくてはなりません。当院は、救急医療の「最後のとりで」として県民の命を守ってきました。周産期医療でも年間約一〇〇〇件のハイリスク妊娠を受け入れ、そのうち約四五〇件が帝王切開。がん医療も積極的に行ないます。もしもコロナ治療に特化すれば、医師の技量を高められないし、沖縄の医療が崩壊します」

中部病院だけでなく、県立の南部医療センター、北部病院、民間の浦添総合病院などの基幹病院も同じような全方位診療を展開し、それぞれの医療圏を支えてきた。どこかの病床が逼迫すれば、ゆいまーるの互助精神で患者を互いに受け入れ合う。

だが、コロナという特殊な感染症の流行で、ゆいまーるも限界に達し、全方位診療に亀裂が入った。たとえば中部病院は重症患者を診るためにICU一四床の半分をコロナ用に振り向ける。その分、一般の救急受け入れが減った。近くの病院に患者は救急搬送されるが、そこも軽症、中等症の患者を入院させていてマンパワーが殺《そ》がれ、やはり受け入れが難しい。玉突きのように困難さが連鎖し、盤石なはずの救急体制にほころびが生じたのだ。

感染しても行先の決まらない「調整中」患者の増加が全方位医療を突き崩す。八月七日、その数は三九九人に達した。人口比で東京都に換算すれば、四〇〇〇人にちかい。現場の医療コーディネーターが調整できるレベルではなくなった。PCR検査に関しても、連日、濃厚接触者を含む検査依頼が六〇〇件をこえ、検体採取が集中した医療機関から「重症者の治療に支障をきたす」と悲鳴があがる。県は緊急措置として、無症状の濃厚接触者で六五歳未満の人、基礎疾患のない人たちの検査は推奨しないとブレーキをかけた。そのまま濃厚接触者が追えなくなれば、検査・隔離・追跡というコロナ対策の基本が崩れる。苦肉の策で検査を絞ったが、感染の炎は燃え拡がった。

医療崩壊を食い止める――「点」から「面」の支援へ

那覇から一五六〇キロ晴れた東京・霞が関、厚労省新型コロナ対策本部は、沖縄の状況を注視していた。はらはらしながら見守っている。厚生労働副大臣の橋本岳と大臣政務官の自見英子は、高山とテレビ会議で討議し、「地域支援班」派遣の必要性を感じ取った。高山は「経験豊富な人に来てほしい」と厚労省上層部に根回しした。

八月八日、玉城知事が正式に厚労省に支援を要請する。「地域支援班」は、メディアではあまり取り上げられない黒衣の中の黒衣である。厚労省の現地支援には三つのパターンがある。集団感染が起きた病院や施設には「クラスター対策班」が送られ、積極的疫学調査や感染制御の技術的支援が行なわれる。ＦＥＴＰ（実地疫学専門家養成コース）修了者が感染制御の実働部隊だ。いわば専門的なピンポイントの「点」の支援である。県の対策本部の運営やクラスターが発生した施設の機能継続支援には「地域支援班内ＤＭＡＴ（災害派遣医療チーム）」が送り込まれ、やや「線」的な支援が行なわれる。そして、対策の中核である県の本部機能が損なわれる事態には、その包括的支援のために「地域支援班」本隊が派遣され、広範な「面」的支援が実行されるのだ。

沖縄に送り込まれたのは地域支援班西日本グループを率いる寺谷俊康だった。寺谷は救急医を経て厚労省に入職し、キャリアを積んできた。六月には機能不全に陥りかけた北九州市の保健所の支援に入り、体制を立て直している。面的支援のリーダーだ。

沖縄に着いた寺谷は、まず県のコロナ対策本部の組織拡大をバックアップした。四階の狭い会議室に入っていた医療コーディネーターや本部の県職員、厚労省からの支援員を広い大講堂に移す。物理的な環境づくりという泥臭いところから手をつける。並行して入院や宿泊の調整、検査の統括、物資支援、医療機関・福祉施設支援、厚労省・防衛省・自衛隊の連絡調整と、役割に応じて組織を拡大していった。寺谷は語る。

「大きな災害と違って感染症は、じわじわ流行するので小さな組織による対応から始まります。

その後、感染拡大で仕事量は一挙に膨張するのですが、目の前の対応に追いまくられ、往々にして組織の拡充は遅れます。問題は人事なのです。とにかく毎週、知事にお会いして、医療保健部局以外からも人を集めてくださいとお願いしました」

沖縄に限らず、都道府県庁は強固な縦割り組織だ。そこに横串を通し、組織を再構築しなくてはならなかった。ここでも一に人、二に人である。

もう一つ、寺谷には重要な任務が託されていた。厚労省が自治体向けに出した山のような通知、法令への県側の疑問や要望を本省に伝え、解釈を示すことだ。コロナ対策ではさまざまな局面で「人・もの・カネ」が必要になる。県職員は、その都度、通知を読んで厚労省の方針を確かめようとする。しかし通知の量は膨大で、おまけに頻繁に変更されている。どの補助金をどう使っていいかわからず、法令と通知の深い森に迷い込んでしまうのだ。

「ふつうに厚労省に問い合わせれば、回答が出るまで何日もかかりますが、派遣者がいれば三時間ぐらいで答えられたりします。制度の使いこなし方もお伝えできる。修羅場での通知や法令の解釈はとても重要なんです」

寺谷の派遣で沖縄のコロナ対応力は一段と引き上げられた。

いよいよ医療崩壊を防ぐための病床の積み上げが、正念場を迎える。八月一〇日、南風原《はえばる》町の県医師会館に県下の病院長が集まった。冒頭、玉城知事が「入院調整中の患者さんのなかには、高齢者や持病のある方など自宅や宿泊施設での療養に適さない方もいます。病床確保にご協力をお願いしたい」と語りかけた。

議事に移り、アドバイザーの高山が疫学推計チーム（北海道大学・大森亮介准教授、京都大学・水本憲治特定助教、広島大学・松山亮太助教ら）の予測データを示し、「一週間後に入院すべき人数がピークに達します。確保病床を大幅に増やす必要があります」と説く。この予測は院長たちに腹をくってもらう勝負手であった。高山には予測が外れない自信があった。推計チームの水本憲治が解説する。

「現時点での患者さん個々の症例情報を僕らはつかんでいました。発症日、陽性確定日のデータがあり、発症から重症化までの日数も推定値で得ています。年齢、性別での重症化や死亡割合もわかっている。だから数週間さかのぼって分析すれば、今後一週間の重症者、死亡者などの数はこうなりますよ、と見通せるのです。これはシミュレーションではなく、データ分析による予測です。高山先生の現場感覚と僕らの疫学的理論値は、ほぼ合っていました」

では、ピークに備えてどれだけ病床を増やさなければならなかったのか。

「あと三六六床」と高山は目標を掲げた。そこまでが高山の役目だった。院長たちは濃密な地縁、血縁、学縁のネットワークでつながっている。本土出身で一〇年前に厚労省の技官を辞して沖縄に来た高山には踏み込めない領域がある。中立の立場で判断材料を示し、決めるのは沖縄の人たち。そうやって彼は地元の信用を培ってきた。

居並ぶ院長たちは「あと三六六床」と聞いて顔を見合わせる。誰かが口火を切らねばならなかった。中部病院の玉城院長が手を挙げ、「四六床、出しましょう」と言った。

公費が注入されている県立病院が先頭に立たなければ事態は動かない。見えない、ゆいまーる精神の糸が引っ張られた。続いて北部病院、南部医療センター、石垣、宮古の病院が増床数を明言する。

県立病院が全体のほぼ三分の一を担った。民間では中部徳洲会病院が二一床のコロナ病棟を設けると約束し、他の病院も確定病床を増やしていく。

こうして難産の末に、コロナ病床の増床が決まった。

施設内感染による医療崩壊の危機

八月一六日、疫学推計チームの予測どおり入院患者の数は最多を記録した。その数は三八一人。院長会議で増床を決めていなければ、医療崩壊が起きていただろう。入院者数はピークを打つと徐々に下がり始めた。ところが、入院の減少と前後して病院や介護施設内での集団感染が頻発する。外から持ち込まれたウイルスが、無症状、軽症の人を介して沖縄じゅうに拡散し、感染経路不明のまま家庭に入り、職場に持ち込まれる。絵にかいたようなパターンで院内、施設内感染が起きていた。

那覇市では積極的にコロナ患者を治療していた二つの病院で院内感染が見つかった。クラスターは県内全域で発生する。なかでも糸満市の高齢者を大勢抱える病院、うるま市の介護事業所、宜野座村《ぎのざそん》の医療機関での集団感染は深刻だった。

五人以上の感染者が出た六つの施設への調査によると、ほとんどが職員によってウイルスが持ち込まれていた。高齢者施設の感染防御の度合いは死亡者の増減に直結している。細心の注意を払っていても、一人の職員が一〇人、二〇人の入所者の食事の世話をする。デイサービスの送迎や、リハビリテーションなどでも利用者との接触は避けられず、感染が防げない。パート職員は、発熱や咳の症状をおして働く。休みたくても、交代要員がいない、収入が断たれたら生活が苦しくなるので休めない。

ワクチン接種はまだ遠い先の話だった。介護の現場は、職員への定期的なＰＣＲ検査と人員の確保、経済的な支援を熱望していた。

病院や施設内で感染が起きると、マンパワーが急速に弱まる。感染者だけでなく、濃厚接触が疑われる看護師や職員も一斉に自宅待機に追い込まれるからだ。せっかく病床を確保して患者の受け皿を整えても、医療従事者がごっそり抜けたら病院の運営が危機に瀕する。一難去ってまた一難。院内感染の続発で、人手不足による医療崩壊が迫ってきた。

玉城知事は、全国知事会に看護師ら五〇人規模の派遣を要請した。八月一九日以降、北海道、鳥取、長野など一五道県から看護師三四人が沖縄に送り込まれる。集団感染が起きた病院やコロナ治療の重責を担う六つの病院が支援を受けた。

地域支援班の寺谷は、集団感染への基本的な対応策を次のように説く。

「自然災害で病院のライフラインが止まったときは、患者さんを外へ運びだすしかないのですが、沖縄の集団感染ではインフラは生きていました。外から人やモノを送り込み、マネジメント機能が落ちていたら組織運営を立て直し、看護師が足りなければ補う。そのほうがたくさんの人を効率的に救えるんです。自衛隊による患者さんの広域搬送も検討されましたが、重症の方を航空機で運ぶのは危険で手間がかかることが多い。広域搬送は見送られました」

重症者の命綱であるエクモが使える人材の派遣も準備されていた。全国の集中治療医ら約六〇人が組織する「エクモネット」(第3章参照)は、沖縄で人材が払底する危険を感じ、医師と看護師、臨床工学技士で構成するチームを三つつくり、待機させた。出動の機会はなかったが、エクモネット代表の竹田晋浩（かわぐち心臓呼吸器病院長）は語る。

「重症者が減って危機は回避されました。全国にエクモの台数はかなりあります。課題は使える人材を増やすこと。秋から冬、感染が再拡大すれば沖縄のような状況が全国のどこで起きても不思議ではない。医師や看護師への講習会をどんどん開催しました」

コロナとの激しい夏のたたかいは、ひとまず収まった。沖縄県庁に入った地域支援班も撤収する。九月に入り一日の新規感染者数は一桁に減った。やっと人心地、と思う間もなく一〇月にはふたたび二〇人から四〇人の日が続き、一一月に五〇人を突破する。だらだらと際限なく消耗戦が続く。医療従事者はいつ抜け出せるかわからない長いトンネルの中で心身ともに疲れはてていた。先が見えない。

沖縄の医療関係者や行政職員、一般市民が奮闘したことは間違いない。しかしながら、人口一〇〇万人当たりの新型コロナ感染症による死亡者数は、沖縄の「四六・八人」が四七都道府県のなかで最も多かった（二〇二〇年一一月二五日現在・札幌医科大学医学部附属フロンティア医学研究所データ）。この厳しく、重い現実をどう受けとめればいいのか。

沖縄で研修医の教育に取り組む医学博士、徳田安春（群星沖縄臨床研修センター長）は、大規模なPCR検査と感染者の早期隔離、接触者の追跡による「ゼロコロナ戦略」を提唱していた。徳田はハーバード大学公衆衛生大学院で臨床疫学を修め、沖縄の県立中部病院、聖路加国際病院、筑波大学傘下の水戸協同病院などに勤務した経験を持つ。

パブリックヘルスと臨床の視点から「日本政府は基本戦略を修正すべきだ。沖縄県庁も政府方針を遅れて追認するばかりで後手となっている」と徳田は批判した。

「世界で封じ込めに成功している国々の感染対策の基本は、ゼロコロナ戦略です。感染のホットな地域を早期に見つけ、大規模検査、追跡、保護隔離で抑え込む。水際対策も並行して行なっている。中国、ニュージーランドなどで成功して科学的に証明された。日本はウィズコロナ戦略をとるが、使えるツールは感染が拡大したら流行カーブの山を自粛要請などで叩いて下げる、いわゆるハンマー&ダンスくらいです。経済社会的損失はずるずると続き、かえってダメージが大きくなります」

具体的に、どう封じ込めばいいのか。戦略のイメージとは？

「建物には許容量以上の電力が流れたらスイッチがオフになるブレーカーが付いてますね。あのように実効再生産数などの指標となる数値を超えたエリアだけ徹底介入する戦術がある。サーキットブレーカーで検査、追跡、保護隔離を行なう。シンガポールなどはその方法で封じ込めた。PCRのキャパシティ云々とよく言いますが、一つの試験管に複数の検体を入れるプール方式を導入すれば短時間に多くの検体を分析できてコストも下がる。一〇人の検体を一度に検査できるとあって、世界中の国々が導入している。エリアをまたいで旅行する人には抗原検査キットの検査を前後でくりかえしてもらい、水際でウイルスの侵入を減らす方法もある。日本は世界のパブリックヘルスのエビデンスを学ぶべきだ。感染の制圧なくして経済回復はないのです」

徳田が唱えるゼロコロナ戦略は、現有の医療資源を度外視した理想論なのだろうか。人口一〇〇万人当たりのコロナによる死亡者数は、台湾〇・三人、中国三・三人、シンガポール四・八人、韓国九・八人、日本は一五・五人だった（二〇二〇年一一月二一日現在）。高齢化率に差はあるとはいえ、進路を指す道標は、欧米ではなく、地理的に近いアジアに立っていた。

第5章　危機に立つ精神医療

コロナは、過度に一極集中が進んだ東京という大都市の弱点をついた。その密度の高さが感染症の温床となり、東京は流行のエピセンター（感染震源地）を形成しつづける。東京のコロナ対策は、都知事、小池百合子の双肩にかかっていた。

夏は人事の季節でもある。二〇二〇年七月、東京都知事選で再選を果たした小池は、それまでコロナ対応に当たっていた幹部職員をごっそり入れ替えると、感染状況と医療提供体制を分析する専門家組織、モニタリング会議を立ち上げた。東京都医師会副会長の猪口正孝、杏林大学医学部教授で救急医の山口芳裕、国立国際医療研究センターの感染症センター長・大曲貴夫、軽・中等症のコロナ患者を受け入れる都立駒込病院の感染症専門医・今村顕史らを招き、毎週、都庁第一庁舎七階の広々とした特別会議室で「報告」を受ける。知事の御前会議は動画配信され、毎回、最後に「知事発言」が行なわれる仕儀となった。

七月九日、第一回モニタリング会議で、小池は「しっかりと都民のみなさま方に正確な情報、そして、かつての状況といまとの違いなど、ロジカルに、また科学的にもお伝えをしていきたい」と誇らし気に語った。トップダウンで対策に当たる意欲をみせる。自己演出に長けた小池らしい二期目のスタートだった。元都庁幹部の都政ウォッチャー、澤章は、小池と専門家の関係をこう解説する。

「コロナという対象物に対して、自分がどう出ればよく見えるか、小池さんは計算しています。じつは小池さんが都の大事な政治課題で専門家を使うのは、二度目です。築地市場の豊洲移転問題が紛糾した際も、専門家会議が組織された。あの会議は全面公開され、専門家は反対派に糾弾されましたが、小池さんはほとんど顔を出さず、腹心を送り込んで監視させていた。コロナではそうもいかず、自ら出てきた。ただ、広い庁議室での会議は儀式です。知事室か別室で幹部と専門家を交え、報告をもとにどんな対策を立てるか詳しく議論しているはず。後日でもいいので、その議論が開示されないと政策決定のプロセスは見えてきませんね」

政治家が専門家を純粋なアドバイザーとして立てていると思ったらナイーブすぎるだろう。ときに政治家は彼らを世論の弾よけに使い、責任をなすりつけ、駒として使おうとする。

菅とGoToトラベル

政府もまた専門家組織を再編した。法的位置づけが曖昧なまま、「前のめり」と批判された専門家会議を廃止し、内閣官房に改正新型インフルエンザ特別措置法に基づく有識者会議の新型コロナ対策分科会を発足させ、地域医療機能推進機構（ＪＣＨＯ）理事長の尾身茂を会長にすえた。専門家会議に集っていた面々は厚生労働省のアドバイザリーボードを再起動させ、医療・公衆衛生分野の専門的、技術的な助言を行なう。尾身はじめ一二人の専門家が分科会とアドバイザリーボードの両方に属し、感染症コミュニティの影響力は維持された。分科会には経済団体の代表や経済学者、県知事も加わり、官邸の「経済重視」に呼応した布陣がしかれたのだった。

経済対策の推進役は、当時、官房長官だった菅義偉である。観光インバウンド(訪日外国人旅行)が地方創生の柱と唱える菅は、コロナ禍による観光、運輸、飲食業界の落ち込みを回復させようと「GoToトラベル」の導入に血眼になる。政府は、当初、八月中旬にキャンペーンを始める予定だったが、菅は前倒しを主張した。

足もとでは感染が拡がっていた。五月下旬に第一波の緊急事態宣言を解除後、全国で一日の新規感染者数は一時、三〇人以下まで減ったが、六月下旬には一〇〇人を超え、七月九日に三五五人。明らかに感染拡大の途上にあり、「この時期にGoTo実施は危険。観光業界への支援は個別の補償でやればいい」と批判の声が上がる。

しかし、菅はGoToトラベルを七月二二日に前倒すと表明した。北海道での講演で「この(感染拡大の)問題は圧倒的に東京問題と言っても過言ではないほど東京中心の問題」と都の対応のまずさをあてこする。批判された小池は、「(GoToトラベルと感染防御の)整合性を国としてどう取っていくのか、冷房と暖房と両方かけることにどう対応していけばいいのか。無症状の感染者も出ているなかで、どう仕切りをつけるのか。これは国の問題だ」と反撃した。両者の遺恨は二〇一二年九月の自民党総裁選までさかのぼる。菅は安倍晋三を担ぎ、小池も同調していたが、土壇場で石破有利とみて小池は寝返った。以後、菅は不信感を抱き、一六年に小池が立った都知事選では増田寛也元総務相の擁立に動いた。平時なら政界の「コップのなかの嵐」に過ぎないだろう。それがパンデミック下で「政争」

と煽られ、社会を揺さぶるハンマー&ダンスにつながっていくところに政治の嫌らしさがあった。右手で緊急事態宣言という生活制限のハンマーを打ち下ろし、左手は経済重視と政権維持の思惑で緩和のダンスを踊る。この奇妙なスラップスティックの幕開けがGoToトラベルであった。

菅が主導するGoToトラベルを、専門家集団の分科会は後押しした。尾身は、二〇二〇年七月一六日の経団連フォーラムで「新幹線のなかで感染は起きていない。旅行自体が感染を起こすことはない」「3密を避ければ感染リスクは低い」と認識を示す。分科会は、「当分の間は、積極的に東京都から他の道府県への移動および他の道府県から東京都への移動を支援するGoToトラベル事業は延期すべき」としつつも、他地域は「実施して差し支えない」と提言した。二二日、菅の表明どおり東京除外で国内旅行の代金を半額補助するGoToトラベルが始まる。尾身は新聞のインタビューで、「分科会は専門家会議と役割が違う。当然、感染症対策一辺倒にはならない。感染症対策と経済の両方をとりまとめるのが私の役割だ」と強調した(二〇二〇年七月二八日配信の日本経済新聞)。尾身は調整役を自任している。

退けられた児玉案

政府は第二波が立ち上がる過程で経済のアクセルを踏み込んだ。ただ、すべての医学者が政府のやり方を是認したわけではない。コロナ対策の根本を問い直すオルタナティブを提示した医学者もいた。七月一六日、東大先端技術研究センターがん・代謝プロジェクトリーダーで医学博士の児玉龍彦は参議院予算委員会に野党の参考人として呼ばれた。

児玉は、新型コロナウイルスを排除する抗体の測定研究や、遺伝子のゲノム疫学の視点から「東京にエピセンターが形成されている」と指摘した。

「クラスター(患者集団)とエピセンターは全く違います。エピセンターは、そこに一定数の無症状の方(感染者)が集まり、抗体が作られない方がいらっしゃる。いわゆるスプレッダー(一〇人以上への感染拡大の感染源)になる可能性のある方がいらっしゃる。第一波、第二波のときにこれをきちんと制圧して無症状の感染者もなくしていくということを行なうべきだったのに、それが行なわれないまま、東京のなかにエピセンターが形成されつつある」と説く。ウイルスの流行株は、初期の武漢型からヨーロッパ、アメリカ型、東京型、埼玉型に変化しており、「総力をあげて止めないと、ミラノ、ニューヨークの二の舞になる」と児玉は警告した。では、いかにしてエピセンターを制圧するのか。

まず、遺伝子工学、計測工学、自動制御、情報科学などを駆使した「精密医療(プレシジョン・メディシン)」の手法でエピセンターを特定する。エピセンター内で膨大なPCR検査を行ない、生活保障と人権への配慮を前提に感染者を隔離。COCOA(新型コロナウイルス接触確認アプリ)への登録を国会決議で進め、感染者の移動追跡を緻密に行なう。この手法はすでに東アジアの韓国、中国、シンガポールなどで用いられており、日本最大のエピセンター、新宿での検診モデルを児玉は建策した。

児玉の国会提出資料によれば、新宿モデルとは、区内事業者二〇万人と区民三三万人の一斉検診を実施し、一日五万人のPCR検査を一〇日間続けて五〇万検体を解析して感染者を隔離、追跡するプロジェクトだ。大学、企業、病院、保健所が総力をあげれば一日五万の検査体制は整備できる。東大先端研の検査機器一ユニットで五〇〇〇検体の自動RNA抽出が可能であり、八検体のプール式の検査にかかる費用は三〇〇〇円。五〇万人で一五億円と予算もはじいている。無症状感染者の探知と隔離に科学の力を傾注しようと提唱した。

だが、政府は児玉の提案を退けた。感染症コミュニティは膨大な検査の「費用対効果」に疑問を呈し、「検査を増やしても感染は抑えられない」と反論する。児玉の提案の本質は、精密医療を感染対策にどう組み込むかだったが、厚労省も従来の枠から出ようとしなかった。もっとも、現場を抱える自治体の反応は違った。東京都の世田谷区は児玉の協力を得て、高齢者施設の大規模な検査を行なう。広島県は、翌春、事業所五六万人の無料検査、夏には検査の集中実施を展開する。のちに政府が五輪関係者の検査回数を一日七万件と見込むことを思えば、ＰＣＲ抑制論もまた根拠が乏しかった。

八月二八日、総理大臣の安倍晋三は持病の潰瘍性大腸炎の悪化を理由に「職を辞する」と発表した。突然の辞意表明とともに「新型コロナ対策パッケージ」を残す。その内容は、無症状感染者や軽症者は入院ではなく、自宅やホテルでの療養を基本とし、病院や保健所の負担を軽くする。抗原検査を一日二〇万件実施。感染拡大地域の医療機関や高齢者施設の全職員に対し、定期的な一斉検査を行う。ワクチンを二〇二一年前半までに国民全員に提供できる量の確保を目ざす……などだ。世田谷区が高齢者施設の大規模検査を取り入れたのは、この対策パッケージに基づいている。が、全国的には安倍の置き土産を開封する自治体は少なく、大きな変化はみられなかった。

世間の耳目は自民党の総裁選挙に集まった。菅が勝ち抜き、第九九代の首相に就く。総裁任期が残り一年の菅のコロナ対応は、安倍路線の踏襲に五輪開催の熱狂に乗じた支持率の向上を重ねたものだった。その後の解散・総選挙で勝利を得て自民党総裁選を無投票で乗りきる戦略だ。

権謀術数入り乱れる政界は、しだいに現場感覚を失った。コロナの重圧は弱者にしわ寄せされる。困窮者支援の炊き出しに若者や親子連れが並ぶ。菅や小池の耳に、底辺で苦しむ人びとの声が届いているようには感じられなかった。人権を尊ぶ政治の原点が、「自助」を真っ先に掲げる首相の出現で霞む。冷たい不寛容な風が官邸から吹きつける。

精神科病院のコロナ患者は、そうした政治の極北に置かれていた。

疎外される人たち

東京都世田谷区、都立松沢病院の身体合併症病棟に穏やかな歌声が響いている。

「りんごーの　花びらがー　かぜーに散ったよなー」

六〇代の女性患者・和枝(仮名)がうたっている。彼女は若年性認知症が進行して会話は困難なのだが、美空ひばりのCDを聴くと歌が口をついてでてくる。「月夜にー　月夜ぉにーー」。傍らでソーシャルワーカーの木村亜希子が声を合わせてうたう。

和枝が新型コロナ感染症で入院したのは二〇二〇年一一月半ばだった。それまで和枝は八〇代の母と賃貸アパートで暮らしていた。別居の弟がときどき二人のようすを見ていたが、老いた母が和枝の世話係だった。

慎ましくも慈愛に満ちた生活の歯車は母がデイケア施設で感染して大きく狂った。和枝と弟にもうつって一家の運命は暗転する。三人は散り散りになった。糖尿病の持病がある母は一般の総合病院に搬送され、軽症の弟はホテル療養、和枝は松沢病院に送られてきた。母は糖尿病が悪化し、和枝の世話はもうできそうにない。老境の母と認知症の娘は、コロナに感染して帰る家を失ったのである。

患者の社会復帰を支援する木村は、母娘が退院後に暮らせる場所を懸命に探した。感染前に二人がいずれ入ると決めていた有料老人ホームに連絡すると、「その話はなかったことにしてください。コロナの既往歴のある方は対象外」とけんもほろろに断られる。もう一件に掛け合うと「本部の方針で対応できません」と拒まれた。木村の口吻に悔しさがにじむ。

「高齢者施設のガードは堅いです。コロナにかかった人は、たとえ治っても一切受け入れないという施設がどんどん増えている。しかも精神科の患者さんでしょ。越境も許されず、東京者《もの》はくるな、です。だけど、生まれてからずっと一緒だった娘と母の仲は裂けません。担当のケアマネジャー、福祉のケースワーカーと、入れる施設を全力で探そう、と誓い合いました」

コロナの大流行は、社会の構造的な歪みを可視化している。行政の酷薄なふるまいをこれでもか、とクローズアップする。たとえばネットカフェに寝泊まりしていた若い住宅困窮者四〇〇〇人は、都の営業停止措置で寒空に放り出された。都はビジネスホテルを用意したが、まったく情報を流さず、支援者が介入しなければどんな手続が必要なのかさえわからなかった。セーフティネットはぼろぼろだ。そのすき間から声を上げられない人たちが真っ逆さまに落ちていく。「静かな棄民」が行なわれた。なかでも精神科の患者は、コロナにかかると二重、三重に疎外される。そもそも精神科病院では感染症の専門治療を受けられる体制が整っていない。

厚生労働省の「医療施設調査・病院報告」によれば全国に精神病床は三二万六六六六床あり、その七五パーセントを精神科の単科病院が占める(二〇一九年一〇月現在)。精神科に特化した病院は、統合失調症に代表される精神障害や、薬物・アルコールの依存症などを治療する。問題の根は、一九五八年に厚生省(当時)が通知した「精神科特例」だ。この特例で、精神病床の医師数は一般病床の三分の一、看護師は三分の二と規定され、診療報酬も低く抑えられている。そのため病床を増やして患者を抱え込む「薄利多売」が常態化した。とても内科や外科は併設できず、ましてコロナの感染治療は望むべくもない。そのような精神科病院が大多数なのだ。当然、病院側は感染者が出れば総合病院への転院を望むが、認められない。病棟の窓は開放できず、換気が悪い。マスクをつけられない人が歩きまわる。過酷な環境で感染者と非感染者がひしめき合って支援がくるのをじっと待つ……。

こうした状況に一石を投じたのが、日本最大の精神科病院、松沢病院だった。

松沢病院は、精神科八〇八床のほかに内科、外科、整形外科、放射線科などを含む身体診療科九〇床を有し、合併症病棟が三つある。医師は精神科三六人、身体診療科二三人、看護師約五〇〇人を擁する。総合病院には及ばないものの民間の精神科病院よりも診療体制は整っている。公立病院の使命を背負い、精神科でコロナに感染した人の受け入れに乗りだした。

松沢病院に初めて精神科領域の感染者の照会があったのは二月半ば、横浜港に入ったクルーズ船、ダイヤモンド・プリンセス号の感染対策に当たる厚労省の担当官からだった。「PCR検査で陰性とわかった措置入院の要件を満たした乗客を収容してくれますか」と連絡が入った。奇妙な照会である。

精神科への入院は、本人の意思による「任意入院」のほかに「ただちに入院させなければ、自傷他害のおそれがある」と精神保健指定医が診断した場合の「措置入院」や、本人ではなく家族の同意による「医療保護入院」という強制的な入院制度がある。松沢病院の院長だった齋藤正彦は、「陽性でなくて(自傷他害の)措置症状があれば、もちろん受け入れますよ」と応じた。当たり前のことをどうして聞くのかな、と訝《いぶか》った。船内でいったい何が起きているのか。その後、照会案件は持ち込まれなかったが、齋藤は精神科の感染者の受け入れ準備にとりかかった。当時を次のように回想する。

「世のなか全体にコロナ忌避の雰囲気が濃く、感染者を受け入れない病院が多かった。あえて門を開くには看護部の協力が欠かせません。内々で看護部長と、呼吸器専門医の副院長と受け入れの準備をしようと申し合わせ、シミュレーションを重ねて精神科医たちに根回しした。三月末の各部署の責任者を集めた定例会議で、多額の税金で運営される松沢病院に、籠城してウイルスを一歩も入れないというたたかい方はない、協力してほしい、と宣言したんです」

松沢病院は、結核病棟を閉めて一八床のコロナ専用病棟に転換し、四月一日から感染者の収容を始めた。すぐに摩擦が生じた。救急外来の廊下に興奮した患者の悲鳴が響き渡る。松沢病院は「スーパー救急」と呼ばれる精神科救急の拠点でもあり、毎日、急激に精神症状が悪化した人が送り込まれてくる。せん妄状態で発熱している人もいる。

当初、感染疑いの救急患者を入れたら救急病棟を閉鎖する方針だった。だが、そうしたらたちまち東京都の精神科救急が崩壊してしまう。病棟をゾーニングして感染エリアと非感染エリアに分け、疑い患者を同時に二人までは収容できる態勢を整え、精神科救急を継続した。

院内感染の防御で重要だったのが、ＰＣＲ検査の拡大適用だった。医師たちは頭の先からつま先までガウンと手袋、N95マスク、ゴーグルのフルＰＰＥ(個人防護具)で身を固めて患者の飛沫を浴びながら検体を採取し、民間の検査会社に解析を委ねる。「最初は保健所の許可を得ようとしましたが、厚労省の基準にこだわっていたら現場が回らない。病院の判断でやろうと決め、危ない人が出たらすぐに検査しました」と齋藤は語る。

シミュレーションと独自の対応を積み重ねて、松沢病院はコロナとの戦端をひらいた。

各地の精神科病院で院内感染

松沢病院がコロナ病棟を開設した二週間後、神奈川県厚木市の精神科病院、相州病院(五二六床)で院内感染が発生し、「感染患者の転院拒否」という恐れていた事態が起きた。

記者会見で病院側は、三月下旬に措置入院した四〇代女性の発熱が続き、検査で陽性が判明したので神奈川県に女性患者の転院を要請したが、「肺炎症状があるので難しい」と回答されたと公表する。女性は入院前に藤沢北署で保護されており、同署では感染者が複数出ていた。保護時に感染した可能性が高い。その後、女性が相州病院で治療している間に入院患者七人、看護師二人に感染が拡がった。

相州病院の副院長は「感染症対応の設備が整っている病院に速やかに転院できていれば、院内で感染が拡がる事態は避けられたのではないか。精神科病院に入院している感染者を受け入れる態勢を早急に整備してほしい」と記者会見で述べた。

このケースを重視した神奈川県は、受け皿づくりに動く。黒岩祐治知事は、五月一日の臨時会見で、神奈川県立精神医療センターと徳洲会の湘南鎌倉総合病院が連携して「精神科コロナ重点医療機関」を設置すると発表した。県立精神医療センターが感染者の精神障害の治療を担い、湘南鎌倉病院の内科専門医が出向いてコロナの治療を行なう。さらに湘南鎌倉病院は、県が鎌倉市に建設した湘南ヘルスイノベーションパーク臨時医療施設の運営に携わり、個室に精神科の感染者を受け入れる。こちらには県側が精神科医や看護師を派遣してサポートする二段構えの体制がつくられたのだった。

精神科患者の感染治療に光がさしかけた。すると、こんどは愛媛県松山市の牧病院(一八二床)でクラスターが発生した。五月一二日、体調不良で休んでいた職員の感染が判明。同院は外来診療を止めて全職員と入院患者の検査、感染制御に転じる。早々に籠城作戦を選ばざるを得なかったようだ。感染の拡大と激務でマンパワーは半減した。

牧病院の院長は、外部の支援グループに救いを求める。一七日、広島県神石高原町に拠点を置く、空飛ぶ捜索医療団ＡＲＲＯＷＳの医師と調整員が牧病院に入って、不足していたガウンやフェイスシールドを調達し、満足に食事ができていない職員に温かい食べ物を運んだ。災害支援用の車両四台を病院の横に停め、仮眠スペースとして提供する。疲れきった病院職員にとって干天の慈雨であった。

ＡＲＲＯＷＳは愛媛県庁で増援の調整を行ない、ＤＭＡＴ(災害派遣医療チーム)やＤＰＡＴ(災害派遣精神医療チーム)に引き継いで数日で引き揚げる。最終的に牧病院の感染は、患者一九人、職員とその家族ら一五人、合わせて三四人に拡がり、一人が亡くなった。牧病院の規模からすれば、かなり大きな集団感染といえよう。六月に感染が収束すると、愛媛県は牧病院を精神科の重点医療機関に指定し、二〇床がコロナ専用に割り振られる。牧病院の経験を活かす考えのようだが、職員の胸の内は複雑だろう。クラスターを経験した医療機関のスタッフのなかには苛烈な光景がフラッシュバックし、ＰＴＳＤ(心的外傷後ストレス障害)に悩まされる人もいる。職員のメンタルヘルスが懸念される。

感染は全国の精神科病院に急速に拡がった。

二〇二〇年の五月下旬より六月中旬にかけて、東京・小金井市の武蔵野中央病院(三〇六床)で大規模なクラスターが発生した。患者四九人、職員一二人、計六一人がPCR検査で陽性の判定を下された。発端は三階閉鎖病棟の職員の発症だった。陽性判明後の五日間、武蔵野中央病院は多摩府中保健所や都の関係部署と協議しながら、自力での難関突破を試みる。院内の消毒に濃厚接触者の自宅待機、感染の防御と手を打った。しかし精神科特有の難しさが立ちふさがる。同院の牧野英一郎院長は、現場の苦慮をこう記している。

「多くの患者は職員のただならぬ雰囲気を察して指示に従ってくれることがほとんどだった。(略)だが中には手指衛生のアルコールを飲もうとする、ペーパータオルを大量に持ち帰りトイレに詰める、石鹸ポンプの中に水を入れる(略)等の方もいて、一般病棟のように消毒用液、手袋など衛生物品をそこここに配置できない。手袋の交換頻度、手指消毒頻度は低下した」(日本精神科病院協会雑誌二〇二〇年一一月号)

混乱が起き、「(陽性患者を)転院させてスペースを作らないとゾーニングできない」と職員が悲鳴を上げる。そこに松沢病院の齋藤院長から「大丈夫ですか」と電話が入った。松沢のコロナ病棟は満床だったが、保護室二室が空いていた。武蔵野中央から松沢への転院が始まる。

メディアが一斉に感染の事実を報じると、武蔵野中央に「火をつけるぞ」「職員は頭からアルコールをぶっかけろ」と誹謗中傷の電話が殺到した。タクシーや宅配便は寄りつかず、近隣住民も顔をそむける。職員の子どもは登園や登校を拒否され、同居する家族は勤務先から「出社不可」を言いわたされた。見えないウイルスへの恐怖が武蔵野中央病院を「見える敵」とみなして嫌悪の矢を次々と射かける。差別は凄まじかった。その一方で未知の人から物心両面の励ましも届いた。

松沢病院の齋藤は、毎日、検査結果が出るたびに一人、二人と受け入れるのは互いに人手も足りず、非効率と感じた。武蔵野中央の感染は三階病棟に集中している。病棟の入院患者をそっくり引き取り、転院後に検査をして陽性者をコロナ病床に移せば感染制御は合理的に進められる。人手不足でケア・レベルが落ちた武蔵野中央の病棟に「陽性になるまで待って」と患者を閉じ込めるのは残酷ではないか。そう考えて松沢の病棟を一つ空け、迎える準備を整えた。

だが——。患者の移送費用をめぐって東京都や保健所と合意できなかった。病棟の患者は濃厚接触者なので、移送には陰圧仕様の特殊な車両が必要だった。保健所は「感染症法上、陽性確認されていない人を他の病院へ移すことは主導しない」と建前論を押し通す。自費ではとても特殊車両を使えない。実践知と制度が衝突し、移送計画は立ち消えになった。病棟の患者が一斉に転院できていたら、状況は好転していただろう。

六月下旬までに武蔵野中央から松沢に二六人、多摩総合医療センターに一六人、その他の医療機関一三人の計五五人が五月雨式に転院した。精神科病院の集団感染で、これだけの患者が転院できたケースはほとんどない。患者はコロナ治療を終えて回復すると順次、武蔵野中央病院に戻っていった。

苦渋の選択——身体拘束

転院はいいことばかりではない。精神医療の人道的な問題も浮き彫りにした。たとえば身体拘束である。松沢病院は身体拘束をしない方針を組織として立てている。ふだん認知症病棟で患者が不意に立ち上がって転倒の危険を感じたらスタッフが駆けつけて対応する。統合失調症で点滴の管を引き抜きそうな人は職員が傍らで見守って、拘束をせずにやり通していた。

しかし、コロナは医療者に大きな負担を強いる。感染者の病棟に入るには毎回、フルPPEを装着しなくてはならず、患者の動きに即応しにくい。密着性の高いN95マスクをつけて長時間の点滴に付き添うと窒息しそうだ。認知症の感染者が病院内を歩き回れば、感染をまき散らすスーパースプレッダーになりかねない。苦渋の選択として、やむを得ない身体拘束が増えたという。

その結果どうなったのか。患者の日常生活活動(ADL)が低下したのである。

松沢病院は一一月末までに九〇人ちかい精神科の感染患者を受け入れ、亡くなった人もいた。

身体拘束について齋藤はこう語る。

「すぐにリハビリすればADLの低下が防げたのだけど、最初はリハビリ職員の教育が遅れた。患者さんが陰性になったらケアしますと言って、出遅れた。いまは彼らが陽性の病棟にも入って、身体リハをやってくれている。患者さんのADLの低下は最小限に抑えられています」

非常時の拘束だったとはいえ、患者を縛った事実は医療者の心のハードルを下げはしないだろうか。

武蔵野中央の牧野院長も、次のように報告している。

「指示した範囲を超えて動く方もいてゾーニングは難しく、ポータブルトイレ使用制限や入浴制限、時には身体拘束も止むを得なかった。転院先でも同様であったと見え、帰院した方々は筋力が低下し、歩行や嚥下困難な方もいて、理学療法や口腔リハビリ医の診療で対応中である」(日本精神科病院協会雑誌二〇二〇年一一月号)

身体拘束の辛さは経験した人にしかわからない。数年前、私は精神障害者の支援団体のリーダーから「縛られる苦しさ」を切々と訴えられた。その男性は、一九八〇年代に「統合失調症の疑いあり」で強制的に病院に入れられて、二〇年間、入退院をくり返し、三度、拘束されている。最後の入院先で「躁うつ」と診断されて社会復帰できた。男性は、次のように告白した。

「最初の入院では、麻酔を打たれ、気がついたら隔離室。呼べど、叫べど、誰もこない。薬のせいで喉が渇いてたまらない。和式トイレの窪みに溜まった水をストローで飲みました。四肢を縛られ、右足の小指に針を刺されて点滴されたこともある。もの凄く痛い。あれは拷問です。保健師だった母が毎日面会に来てくれて、拘束は解かれたけれど、あのままだったら、どうなっていたか。WHO(世界保健機関)の拘束の基準は三時間。それほど極端な人権制限なんです。なぜ、三日も、四日も、あげくは一週間、二週間と拘束する必要があるのですか。医者に聞けば、人手が足りないからだ、と言いますよ。そんな理由で、人を縛っていいのですか。縛られて、初めておむつを当てられて、死にたくなったという女性もいます。拘束は心身への侵襲なんです」

この証言が何度も胸中に去来した。

「それでも必要な密」

数十年に及ぶ長期入院の患者が、突然の環境変化で混乱し、拘束されて筋力が落ちて歩けなくなる。コロナは精神医療の「薄利多売」という構造的問題を一〇倍速の早回しで表面化させた。

認定NPO大阪精神医療人権センター理事で、看護師の有我譲慶《ありがじょうけい》はこう指摘する。

「コロナ禍で精神科の患者さんは二つの人権の危機にさらされています。まず隔離収容の3密状態で感染の危険性が非常に高い。生命にかかわる。それと通信面会の自由が奪われ、家族すらなかなか会えない。退院も進まない。行動制限がさらに強まり、危機的状況です」

日本の精神科の一日の平均在院患者数は二八万二〇九五人、入院から退院までの平均在院日数は二六五・八日、単科精神科病院では三〇一・八日となっている(二〇一九年度)。先進諸国の平均在院日数は一八日前後なので、「薄利多売」の患者囲い込みが依然続いていることがおわかりいただけるだろう。こうした状況に国も、精神医療の「病院から地域への移行」を推奨している。

その「脱病院化」の鍵を握るのが、精神障害者の居宅への訪問支援である。

コロナは地域の精神医療~ケアの担い手にも重大な影響を及ぼしている。

京都市中京区、京都御苑にほど近いビルに精神科医の高木俊介が代表を務める「ACT-K(包括型地域生活支援型プログラム―京都)」の事務所がある。ACT-Kでは、重い精神障害を抱えた人を対象に看護師、ソーシャルワーカー、作業療法士、精神科医らが多職種のチームを組んで対人支援を行なう。発足して一六年、二〇人ほどの職員が約一五〇人の利用者にサービスを提供している。

と、書くのは簡単だが、支援活動は波乱万丈、苦労と歓びの振幅が大きい。スタッフが統合失調症の人の家に通い始めて玄関扉が開くまで三年かかることもある。「週二回通って、いつも窓越しに声をかけて「帰れ!」と言われました。一年過ぎて一センチ開いて目だけ出してパタンと閉められる。三年経って、ある日「採血してよ」と入れてくれました。その人、肥満気味でコレステロール値とか気にしてたんです」とスタッフの看護師はしみじみと言う。利用者と対面できたら、そこからまた人と人の関係が縒《よ》りあわされ、外出できたときの感動ときたら……やった者にしかわからない。三六五日、二四時間、緊急事態にも介入する。この対人支援がソーシャルディスタンス(社会的距離)なるもので破壊されかけていた。高木が苦しい胸の内を明かす。

「利用者さんのお宅に多職種のスタッフが入ると3密です。多くの精神障害者は引き籠もって自分の幻想世界にいます。そこから少しでも出てもらうために一緒によくドライブをします。ドライブなら出やすい。同じ景色を見ながら、ようやく現実的な話ができて元気が出てくる。これが緊急事態宣言でダメとなった。しかしね、そのまま放置したら利用者さんはどうなりますか。危うい状態に陥るのは目に見えている。だから担当者がどうしてもドライブが必要だと判断したら、それはやっていい。その判断は後で何が起きようと絶対に責めないと職員間で約束したんです」

社会には「それでも必要な密」が存在する。ただ、ドライブが許されると意外な反応が現れた。熱心にドライブ支援をしていたスタッフが「大丈夫かな」とぽつりと不安を漏らしたのだ。その職員には糖尿病の持病があった。感染したら重症化するかもしれない。

ＡＣＴ-Ｋの職員は全員で話し合った。一人ひとりが不安を吐露し、しっかり聞く。発言を批判したり、反論したりせず、受けとめる。全員が洗いざらい吐き出すのに数カ月かかり、それぞれのコロナに対する感覚の違いが理解できた。何があってもＡＣＴ-Ｋの支援事業を続けることで一致した。そこから事業を継続するための綿密な手順づくりを始める。スタッフは体調を崩したら「有給」のコロナ休暇を取り、連絡網を使って交代人員の手当てをする。利用者への配薬など細かな業務を伝える。スタッフの感染で欠員が生じたのを想定し、手順に基づいて二度、シミュレーションを行なった。

いつ感染者がでてもおかしくない。緊張の連続だ。高木が憤りをこめて言う。

「僕らは密で成り立つ対人支援の世界と世のなかとの間に橋を架けています。この仕事がなければ社会はもたないのに、新しい生活様式をぶち込まれて引き裂かれている。政治家はエッセンシャルワーカーに拍手を、などとおだてる。もっと自己犠牲で人助けしろと言われているようで、腹が立つ。低賃金、人手不足は誰のせいか。対人支援への金銭補償、人材のプールは必須です」

絶たれる社会復帰への道

地域をベースにした支援活動には「当事者」が運営しているものも少なくない。東京都八王子市のNPO法人八王子ダルク(DARC)もその一つだ。ダルクは薬物依存症からの回復と社会復帰を支援する施設で、全国に九五カ所あり、回復した当事者が運営に当たっている。二〇一一年に設立された八王子ダルクは、入寮者と通所者の二つのグループを支援する。集団生活をしている入寮者は、午前中に自立訓練施設でテーマに沿って自らの過去を語り、仲間の話を聴くミーティングに参加する。午後はボランティア活動や農業実習、スポーツなどを行ない、夜は日替わりで開催される各地の自助グループのプログラムに通う。毎日、寮と自立訓練施設、自助グループを移動し、さまざまな場面で自分自身と向き合い、依存症からの回復、自立への階段を上っていく。

コロナの流行で、この社会復帰への階段が外された。緊急事態宣言の発出と同時に自助グループの会合がすべて中止となり、屋外活動も停止した。寮と自立訓練施設の往復だけだ。薬物に依存していた人は、もともと閉じこもりがちである。外出がままならず、寮にカンヅメ状態になっているうちに心のバランスが崩れる。八王子ダルクの代表、加藤隆が語る。

「順調にアルコールを断っていた人がうつっぽくなって、出ていくと言うんです。この生活が耐えられないって。だけど行き先なんてありません。少し休もう、と地元の精神科の主治医の先生にお願いして入院させてもらった。あのままだったら間違いなく、お酒に手を出していましたね。市販薬依存症の人も再使用しそうになって病院に入りました」

寮で発熱者が続いたときは「生きた心地がしなかった」と加藤は言う。薬物依存症回復施設への地域の目は必ずしも温かいわけではない。露骨に嫌がる人もいる。これでもしも感染者を出したら、どのようなバッシングを受けるかしれない。加藤が最近の変化を口にする。

「近ごろ、薬物依存症の本人からの電話相談がすごく増えたんですよ。従来は年間に数本。ほとんどのケースが家族が困って電話してきたのですが、四月以降は本人相談が月に四、五本。一〇倍以上のペースですね。コロナのせいで、不安や困惑が限度をこえたのでしょうかね」

八王子ダルクと提携している精神科医、松本俊彦(国立精神・神経医療研究センター・薬物依存研究部長)は、「診察室での診療の肌感覚で感じていること」をこう語った。

「若い女性のリストカットやオーバードーズ(過量服薬)が増えてきた印象を持っています。出勤制限やテレワークで両親も子どもも家にいる。家の居心地が悪くて、友だちと遊んだり、街をぶらぶらしたりして居場所を持っていた一〇代の子が逃げ場をなくして追いつめられる。皮肉な話ですが、家族って病気の温床だなと思うことがあります。また、二〇代で生き辛さを抱えている女性にとって飲食店、風俗店は収入を得る重要な場だったりもします。その仕事がありません。メンタルヘルスの問題を感じるなかで、人間が生きるには3密や不要不急の外出も必要だという気がします。人は人と会わないと生きていけないんですよ」

感染症は、三つのものを伝播させる。「病原体」「不安・恐れ」、そして不安や恐れに根ざした「偏見・差別」である。これらが絡み合って社会全体のメンタルヘルスが低下している。

不安や差別を一挙に解消する方法はないにしても、個々の人間にとって生活がすべての基盤であろう。そこで生じる苦しみは誰かが一つずつ解消していくしかない。

一二月初旬、ふたたび松沢病院を訪ねた。

ソーシャルワーカーの木村亜希子がマスクの上の目を輝かせて、こう言った。

「やっとお母さんと和枝さん一緒に広い部屋に入っていただけるという施設が出てきました。北関東の遠い施設です。こんな話は二度とありません。何としても施設側と折り合って、と福祉の担当者に伝えたんです」

母と離ればなれになっていた娘の和枝は感染症の治療を終え、病棟で過ごしている。

「あーあー　川の流れのよーにー　おーだやかにー……」

大好きな美空ひばりの歌が聞こえてきそうだった。

第6章　ICUを確保せよ

首相就任の記者会見に臨んだ菅義偉は、明らかに高揚していた。たたき上げの苦労人、故郷秋田の土の香りがする庶民派宰相というストーリーがメディアに溢れている。二〇二〇年九月一六日、顔を火照らせた菅は、マイクを前に、こう言明した。

「来年前半までにすべての国民の皆さんに行き渡るワクチンの確保。これをめざしています」。さらに自ら旗を振って導入した政策を得々と語ってきかせる。

「ＧｏＴｏトラベルは、七月のスタート以来、延べ一三〇〇万人にご利用いただきましたが、ＧｏＴｏの利用者の感染者は一〇名にとどまっています。今後も躊躇なく対策を講じたい」

一〇月には東京都民や都内への旅行もキャンペーンの対象に加え、全世界からの外国人の入国を部分的に再開する。菅は経済重視の姿勢を鮮明に打ちだした。

だが、人が動けば感染は拡がる。秋風が吹き、一日の新規感染者数が右肩あがりに増えて、一一月半ばには二五〇〇人を超えた。一一月二〇日、分科会は感染急増段階のレベル３相当と判断された地域のトラベル一時停止を政府に求める。三週間程度の短期間に飲食店の時短営業や地域間移動の自粛を集中的に行なうよう要望し、「政府の英断を心からお願い申し上げる」と提言書に添えた。

経済再生担当相・西村康稔は「勝負の三週間」と銘打ち、対策強化をアピールする。しかし菅はGoToトラベルを止めようとはしなかった。「トラベルを止めれば経済が悪化して自殺者が増える」と菅とその周辺は自説に執着した。頑な菅の地金が徐々に現れてくる。経済官庁の次官経験者は、安倍晋三や菅の「政治主導」に込めた強権意識をこう語る。

「政治主導イコール政治家主導、選挙に勝って国民の負託を受けた自分たちが正義だと信じておられる。だから逆らう者は敵なのです。総裁選中に、菅さんは政府の方針に反対する官僚は異動させるとおっしゃいましたが、政策の立案過程で官僚が意見を言うのは当たり前です。それがダメだとなれば、誰も進言せず、裸の王様になる。もともと安倍さんも菅さんも自民党内ではアウトサイダーでした。亜流にいた二人が手を組んで政治家主導でのし上がりましたが、菅さんの政治感覚は横浜市議のころと、さほど変わっていません。身近な問題の解決がお好きですね。携帯電話料金の値下げとか、ふるさと納税、IRカジノ誘致とか、政策の絵としては小さい。思想や哲学はない。コロナ禍で自慢のアベノミクスの効果がすべて吹き飛びました。成功体験を少しでも取り戻そうと、GoToトラベルにこだわったのでしょう」

一二月九日、衆議院厚生労働委員会の閉会中審査で、分科会の尾身は国内感染状況について「国が緊急事態宣言を出すステージには至っていないと思うが、地域によっては極めて重要な時期に差しかかっている」と述べた。一二日、毎日新聞の世論調査で内閣支持率が前回の五七パーセントから四〇パーセントに急落する。「トラベルは中止すべき」という回答が六七パーセントに高まり、ワイドシヨーは声高に政権を批判した。

一四日、逆風を感じた菅はGoToトラベルの全国一斉停止を宣言する。新型コロナ感染症の第三波が押し寄せていた。医療崩壊は、ある日突然起きるのではなく、ひたひたと潮が満ちるように病床が埋まり、入院の受け入れを限るところから始まる。東京都は、七〇歳以上の高齢者は原則入院、六九歳以下でも基礎疾患があれば入院を認めていたのだが、一二月半ばには七〇歳以上でも軽症なら在宅、基礎疾患のある六〇代も自宅療養へと運用が変わる。

それは公式に発信されるのではなく、都の入院調整本部の対応の変化によって保健所や医療機関が気づくのだ。患者と直接、やりとりする保健所は、ハシゴを外されたようで、不満が溜まる。しだいに八〇代でも入院先が見つからなくなり、保健師が直接、病院に電話をかけて、入院を頼み込む回数が増えた。そうするとこんな返事がかえってくる。

「延命治療を望まないのではあれば、受け入れます。うちは人工呼吸器が使えません」

一二月二一日、日本医師会や日本病院会など九団体が「医療緊急事態宣言」を出した。都知事の小池は「年末年始は家族でステイホーム」とテレビカメラに向かって語りかける。記者会見で医療団体の緊急宣言について問われ、「思いは同じであります」と返した。都独自の緊急事態宣言が出てもおかしくない、と迫られると、「宣言を出さないために、みなさんにご協力をお願いしている」と応じた。いつ政府に緊急事態宣言の要請をするか、小池はタイミングを計っているようだった。

小池との政争の渦中にある菅は、宣言には消極的だった。菅が判断のよりどころにしたのは分科会の見解であった。全国で一日の新規感染者三八三二人、死亡者六四人を記録した二五日、菅は尾身を従えて記者会見に臨んだ。首都圏に緊急事態宣言を出す可能性を訊かれた菅は、「尾身会長からも、いまは緊急事態宣言を出す状況ではない、こうした発言があったことを承知しています」と答えた。

補足を促された尾身は言葉の断片をまさぐるように語りかける。

「緊急事態宣言のご質問ですけれども、先ほど申し上げましたように急所(飲食での感染リスクの抑制・飲食以外でも少人数で過ごすこと・国や自治体のリーダーシップなど)がわかってきた。それで、いま感染がなぜこうなっているか、ひと言で言えば、経済が活動を、社会がしたいというなかで、本来、急所を押さえればある程度感染拡大を防止するのですけれども、急所が十分に、国民の多くの方に協力していただいたことにわれわれも感謝しますけれども、結果としては、十分に押さえられていないというのが、感染拡大の原因であると思います。いまやれること、急所、求められることをやるということが極めて重要で、そこに国と自治体が一体感を持ったメッセージを出してもらって、国民が、みんなが同じ方向に向かうことが一番求められる。そうでないと、年末年始の休暇が終わると、かなりの蓋然性をもって感染拡大が行きますので、それを防ぐためにできるだけ急所を押さえて、なるべく感染を下の方に転化していくことが極めて重要だと思います」

人びとの行動変容ではなく、「緊急事態宣言を出す状況ではない」と判断した理由が問われているのだが、尾身は正面から答えない。記者は再質問せず、会見は上滑りした。

ここが第三波の感染の高い山を抑えられるかどうかの大きな分岐点、尾身ら、専門家がしばしば比喩的に使う「分水嶺」であった。菅は宣言を出ししぶり、年末から年初にかけて、入院先が見つからないコロナ患者が自宅で高熱にうなされ、命を落とした。

医療にたどりつけない

戦略の破綻が死亡者の数を押し上げる。新型コロナ感染症による死亡者数は、一二月二二日に三〇〇〇人を超えると急増し、わずかひと月で五〇〇〇人を突破した。発症した人が病院にかかれないまま亡くなる「変死」が増える。全国の警察が二〇二〇年三～一二月に変死として扱った遺体のうち、一二二人がコロナに感染していた。そのなかで五六人が一二月に集中しており、路上や店のトイレなどの外出先で行き倒れた人は六人いたという。

一〇〇年前、スペイン風邪が大流行したときの新聞にこんな記事が載っていた。

「……死に迫った一人の貧者が泉橋病院(三井記念病院の前身)に担ぎ込まれたが彼はこの冷たき運命(診療拒否)に慟哭しつつ門前で絶息した」(一九二〇年一月一三日付　東京日日新聞)。同じような惨劇が現代の日本で起きている。救える命が救えない。

コロナは高齢者に激しく襲いかかる。一二月半ば、東京都江東区の介護施設のデイサービスを介して集団感染が発生した。感染者のなかに認知症で要介護の独居女性がいた。介護ヘルパーは濃厚接触を避け、日に三度、配食サービスの食事だけを玄関扉のノブにかけるのだが、本人は気がつかなかったのか、手つかずの食事がたまった。心配した保健師の山本民子は、全身を完全防護して女性を訪ねる。入院させなくては危険な状況だった。しかし、入院を勧めても本人は「ここにいる」と動こうとしない。なだめすかして説得し、やっとのことで精神科病院に入院させた。が、しかし……数日後に届いた報せは、女性の「突然死」だった。

「愕然としました。病院で何があったのかわかりませんが、「突然死」です。あんなに手をかけたのに、罪を犯したような気もちになりました。あのまま家にいても、あの人なりの生活ができていた。入院させなくてもよかったのではないかと思うと辛いです」

と、山本は悔やむ。

感染の拡大とともに、患者の病院搬送は日に日に難しくなった。必ず受け入れてくれていた昭和大学江東豊洲病院や、都立墨東病院も満床で入院できない。人工透析が欠かせない陽性患者が40℃の発熱で救急車を呼んだが、受け皿がなく、車内で八時間待たされる。週に三度の透析が滞れば、患者の命脈は絶たれる。保健所が地元の診療所の主治医に防護具一式を提供して何とか透析は継続したけれど、感染症の治療はできなかった……。

病床逼迫の一因は、厚生労働省の法的な入院勧告・措置の運用見直しの遅れにあった。厚労省が陽性者全員を入院させるという原則を改め、無症状・軽症の患者は自宅もしくはホテルでの宿泊療養と全国に通知したのは二〇二〇年一〇月一四日だった。入院の対象は、息切れや肺炎所見がある中等症以上とし、酸素吸入が必要な重い中等症、人工呼吸器を装着して集中治療室（ICU）に収容される重症患者らにできるだけ病床をあてがう方針が立てられる。春に神奈川県が同様のパターンを確立してからほぼ半年が経過していた。

医療現場に方針が浸透するには時間がかかる。通知の趣旨が伝わらず、軽症・無症状の感染者が相変わらず病床を埋めている。明らかに入院治療が必要な患者が、都道府県の調整本部を通しても入院できず、「入院・療養等調整中」として自宅待機を強いられる。俗にいう「積み残し」が一挙に増えたのだった。

「殺す気か。いつまで待たせるんだ。命の保証をしてくれるのか」

と、積み残された感染者は病院との橋渡し役の保健所職員に食ってかかる。救急車を呼んでも搬送先が見つからず、入院適用ではないと判断されれば、救急隊は患者を自宅に置いて消防署に戻らなくてはならない。救急要請はひっきりなしに入っている。ただ、救急隊が引き返すには、呼んだ患者が救急要請を取り下げなくてはいけない。この取り下げの説得役が保健所の職員に回ってくる。患者は藁にもすがる思いで救急車を呼んでいる。どうやって断念させるのだろう。かける言葉はあるのか。保健師の山本は言う。「感染者の方に取り下げの提案をしたら、こっちは黙ります。じっと黙って相手の話をひたすら聞き、イエスと言ってくれるのを待つ。姑息だけど、他にやりようがないんです」。

保健所の職員は「積み残された」患者の対応に追われ、綿のように疲れた。

名大病院ＩＣＵ——他診療科の医師を投入する

菅が尾身を伴って記者会見を開いた一二月二五日、私は名古屋大学医学部附属病院（一〇八〇床）の救急・内科系集中治療部医局長、山本尚範を訪ねた。コロナ病床のなかでも重症治療の要衝であるＩＣＵに的を絞り、マンパワーとベッドを都道府県が確保、調整する背景を知りたい、現場に当たろうと足を運んだのである。それまでにオンラインで何度か山本にインタビューしていたが、直接会ってＩＣＵの実態に触れたかった。

もとよりＩＣＵは、患者二人に看護師一人を配置し、二四時間体制で患者の全身管理やケアを行なう方式をさす。日本には七一〇九床(日本集中治療医学会)のＩＣＵがあり、手術後の治療管理や、救急搬送された重篤な患者の治療に使われている。欧米諸国に比べて日本はＩＣＵも、集中治療の専門医(約二〇〇〇人)も少ない。乏しい医療資源が全国に散らばっているイメージだ。

そうした状況で、名大病院は手術後の管理を担う外科系集中治療部が二〇床、山本が属する救急・内科系集中治療部は一二床のＩＣＵを備える。このうち救急・内科系のＩＣＵ八床がコロナ専用になっていた。医師一一人、看護師約四〇人に他の診療科の応援も加わって、コロナＩＣＵは運用されている。春から年末までに約六〇人の重症患者を収容し、亡くなったのは五パーセント以下だという。

当直明けの山本が、ＩＣＵでの治療風景の写真を見せてくれた。コの字型に集中治療室が並んだフロアは透明の壁で仕切られ、病原体に汚染されたレッドゾーンと清潔なグリーンゾーンに分けられている。単純にいえば、ゾーニングで内と外に分かれるので人手も倍かかる。防護具に身を固めた看護師がＩＣＵ内で患者のケアをしていて点滴を交換したくなっても、自分で取りには行けない。汚染を拡げる恐れがあるからだ。外の誰かに緩衝エリアまで持ってきてもらい、そこで受けとる。だからコロナＩＣＵは患者一人に対して看護師一人以上の配置が求められる。コロナ重症患者は他のＩＣＵ患者に比べて医師や看護師、臨床工学技士らの手間が数倍かかる。コロナ患者が一人入ると磁石のように多くの医療者を引き寄せるのだ。山本が人工呼吸器をつけた初老の男性の写真を示して語る。

「この方は、このあと腹臥位(うつぶせ)に体位変換して、いまは状況が好転するのを待っています。腹臥位にすると横隔膜が押し下げられるような感じで腹や縦隔の重みに圧迫されない肺胞ユニットが増えて肺のガス交換の効率が良くなり、酸素化が改善されるんですね。コロナの標準的な治療薬はデキサメタゾン（ステロイド剤）とレムデシビル（抗ウイルス薬）ですが、後者はこの状態では効きません。中等症で酸素吸入して話ができる患者に使うと治療期間が短くなる。アビガン（抗ウイルス薬）は治験に問題があってエビデンスはありません。現段階で生存率を改善するのはステロイドだけですね」

一般にＩＣＵは高度な治療方法を駆使して重い病気を治すところという印象が強い。だが、山本はそのような見方は半分違っていると言う。

「たとえば新型コロナウイルス感染症なら肺炎で生体システムの一部が壊れますが、それで生体システム全体が破綻（死）しないように全身管理をして、患者さんご自身の力で治っていただく時間を稼ぐ。ＩＣＵとはそういう場所です。人工呼吸器やエクモ（体外式膜型人工肺）は傷めた肺や心臓の代わりをしますが、治すものではありません」

確かにＩＣＵとは、インテンシブ・ケア・ユニットの略称である。集中的なケア（世話）であって、キュア（治療）ではない。原語の意味するところは深い。

「もちろん僕ら集中治療専門医は全身管理に細心の注意を払って、知識を総動員して判断をしていきますが、ＩＣＵの主力は看護師なんです。人工呼吸器の細かな数値のモニタリングや、褥瘡《じょくそう》と体位の管理、口腔ケア、栄養管理、離脱後のリハビリ……と仕事は山積しています。たとえば、うちの看護師は、エクモの血液が流れるチューブをペンライトと鏡を使ってじーっとチェックして極小の血栓を見つけてくれる。血栓は脳や心臓の血管に詰まったら大ごとですから、早めに見つけて処置をします。ＩＣＵ病床の確保は重症者に対応できる看護師の数に直結しています。なので、全国の看護師の給与や勤務体制などの待遇の改善が必須です。そこは声を大にして言いたいですね」

では、名大病院ではＩＣＵの病床とスタッフをどのようにやりくりしているのだろうか。

パンデミック下、ともすればコロナ治療にばかり目がいきがちだが、病院にはそれぞれのニーズに応じた役割がある。若い男性患者がエクモを装着してベッドに横たわっている写真に目が止まった。その人はコロナ患者ではなく、劇症型心筋炎という、治療が難しい病気で心停止の状態だった。病因はウイルス感染や自己免疫などさまざまだ。

「僕らは他の大学病院や救命救急センターが診られない重症の患者さんも診ます。名大病院は中部地方唯一の心臓移植施設で、肝臓移植や小児科の白血病などの血液疾患の症例数では全国屈指の病院です。そうしたニーズに応えるためにも一二床のＩＣＵのうち四床は内科系にとっておきたい。だけど、この勢いで感染が増えれば、ぜんぶコロナ用にしなくてはいけないかもしれない。第一波のときの再現は避けたいのですけどね」

じつは、春の第一波で、山本らは多くのコロナ重症者を次々と引き受けたために玉突き式で内科系患者を外科系ＩＣＵに移さざるをえなかった。その結果、マンパワーがコロナと内科系に偏って、予定していた手術が次から次に延期されたのだ。病院にとって手術は収益源でもある。そこで編み出したのが他の診療科の医師のローテーション投入だ。山本が説き明かす。

「専属のスタッフのほかに、毎月内科系の診療科から三、四人のドクターがＩＣＵに来ているのですが、それとは別に、病院執行部の英断でコロナ用に内科、外科問わず、精神科、眼科、皮膚科も含め、すべての診療科から交代でドクターを出してもらい、集中治療医の指示で動いてもらう。専門医とローテーターを含む医師の二層式の人員配置にしました。これは災害やパンデミックでの欧米のやり方なんです。スタッフが充実して、コロナＩＣＵの運用がスムーズにいくようになり、患者さんを外科系ＩＣＵに送らなくてすむようになった。手術を止めなくていい。外科は手術を続けるためにもコロナＩＣＵのサポートをしてくれる。総力を結集すれば、経営的打撃も小さい。集中治療専門医がいても病院内の理解がなくてローテーションが組めない病院のＩＣＵの質は低下し、疲弊します」

要するに比較的人員が多い大学病院でコマンド・アンド・コントロール（指揮統制）が効くかどうかだ。視野を名大病院から名古屋市、愛知県、全国へと広げていくと指揮統制はうまく働いていない。コロナＩＣＵが特定の病院に偏在し、負担がそこに集中しているのだ。

愛知県では一〇三床の重症病床が名大病院や藤田医科大学病院、愛知医科大学病院、東西の名古屋市立大学医学部附属医療センターなどに集まっていた。東京都の二五〇床の重症病床は、東京医科歯科大、昭和大、東京女子医大、都立墨東、都立広尾、都立多摩総合、虎の門などのＩＣＵに偏っている。十分に重症患者を受け入れられると思われる大病院が、コロナに門戸を閉ざしていた。なぜか。

山本が構造的問題を説き明かす。

「僕の試算では、全国のＩＣＵ約七一〇〇床で、ある程度手術を制限してコロナに転用できるのは、人員を含めて三分の一、二三〇〇床ぐらい。これを最後のとりでにすれば、何とか持ちこたえられる。だけど都道府県単位で差配するシステムがなかなか働かない。法律も機能しません。もともとＩＣＵがある病院の平均ＩＣＵ数は八・七床と規模が小さく、コロナ患者を一人、二人入れると手術がすべて止まる。この根本的な問題をどう乗りこえるかです」

静岡県病院長会議――入院患者情報を共有する

現行のしくみでコロナ病床の偏在を解消する方法はないものだろうか。いうまでもなく個々の病院をマネージしているのは病院長だ。病床をコロナ用に転用するかどうかの決裁権も病院長が握っている。医療機関の開設や管理、整備を定めた医療法には興味深い規定がある。医療法は、都道府県内の複数の自治体で構成する「地域医療構想区域」ごとに「協議の場(=調整会議)」を設置し、医療機関の役割分担や機能連携を具体的に話し合って進めるよう規定しているのだ。調整会議は、公・民の病院長と行政、医師会で構成されており、実質的な病院長会議といえる。パンデミックの緊急事態なのだから、この調整会議の枠組み、あるいは拡大した都道府県単位の病院長会議で医療者が自律的に病床をコントロールするのが一番の早道だ。現に沖縄で夏の感染ピーク時に病院長会議が開かれている。そう考えながら取材を進めていくと鮮やかな事例に行き当たった。

それは静岡県の病院長会議による病床調整だ。東西に長い静岡県の医療は、伊豆半島から富士市域の東部、静岡市を中心とする中部、掛川市や浜松市を含む西部の三地域ごとにほぼ完結している。ふだん熱海の人が掛川の病院にかかることはほとんどない。

ところが一一月下旬、政府が「勝負の三週間」と虚ろな標語を掲げていたとき、静岡県は病院や介護施設内でクラスターが発生し、感染が急拡大した。重症者の搬送をめぐってパニックに陥る。県は国に重症病床を三四床と報告していたが、そこには子ども病院のＩＣＵや、中等症や軽症の患者を診ないまま重症者を受け入れると標榜した医療機関のＩＣＵなど、実態を反映しない病床がかなり含まれていた。使えるＩＣＵは申告数よりかなり少なく、東部の患者が遠い西部の病院に運ばれ、容体が悪化する。とうとう県内全体で重症患者が一九床のＩＣＵに収容された。

医療が持ちこたえられるかどうか、際どかった。この危機に病院長会議を企画し、重症病床の増床に向けて立ち上がったのが、中東遠総合医療センター（五〇〇床）の院長、宮地正彦であった。

中東遠医療センターは、東海道新幹線の掛川駅から南西二キロに位置し、全国で初めて公立病院の統合で誕生した基幹病院である。老朽化した掛川市と袋井市の自治体病院が、紆余曲折を経て合体し、二〇一三年に開院した。いまでは研修医の募集に定員の四倍の希望者が殺到する、知る人ぞ知る医療機関だ。宮地が病院長会議をセットした背景を語る。

「医療資源が豊富な東京と違って、地方は重症患者を治療できる病院が限られています。私の臨床感覚で計算すると、一一月下旬の状況で機能する重症病床は静岡県内に二三床ぐらいしかありませんでした。そのうち一九床、八割超が埋まった。母数が小さいからあと一人、二人、重症患者が増えたら、あっという間に医療崩壊です。東部の病院から西部の病院に搬送した重症の患者さんが到着して一〇分後に亡くなった。もう見過ごせません。県内でコロナ患者さんを診ている一五の病院の院長に連絡してオンラインの会議を設けたのです。メールで済む話ではないので、個々の病院長に会いに行ったり、電話で口説いたりして準備しました。大切なのは、病院長会議で具体策を決めること。行政が招集する病院長会議は、たいてい意見を聞いて終わり。それではことが進みません。そこで前もってアンケートを送り、それぞれの病院の状況や、今後の取り組みについて尋ねて回答を得ました。

方向性は病院長会議の前にほぼ固まった。会議には全院長が顔を揃え、機能するＩＣＵの八床上積みが決まりました。十分とは言えないまでも、ほっと一安心できたのです」

病院長会議のアジェンダは病床の上積みだけではなかった。決めごとで重要だったのは情報の開示と共有である。それまで東部、中部、西部の地域別に患者の収容情報は封じられていた。中東遠医療センターの宮地は西部地域の情報にしか接することができなかった。それでいて患者は東部からもどんどん送り込まれてくる。いつ、どんな患者が運ばれてくるのか見当がつかない。個人情報の保護が非開示の理由であろうが、ことは人間の生死にかかわる。コロナとのたたかいは、ウイルスを撃退するだけでなく、社会にしみついた内なる固定観念との争闘でもあった。

「私の病院に必要だったのは、東部のどの病院に中等症の患者さんが何人入院しているかという情報でした。その病院が重症化した患者さんを診られるかどうかはほぼ推察できます。予想がつくんです。重症者を受け入れるには、人員や設備などの面で準備に一日、二日はほしい。情報があればメドが立ちます。そこで入院情報はすべて病院間で共有しようと決め、行政にも開示してほしい、と求めました。反対する病院もあったようですが、病院長会議で決めたので行政も協力してくれて、全県のデータが共有できるようになったんです」

すると、予想もしていなかったことが起きた。いままでコロナの重症者を受け入れていなかった病院が患者を診るようになったのだ。意識の壁が突き破られた。

「重症ベッドを登録していなかった病院が重症者を診始めて、ああ、できるんだ、これでけっこういけるぞ、とみなさん手応えをつかみました。医療は、基本的には東部、中部、西部の地域内で完結するほうがいいけれど、コロナ禍は災害と似ていますから、互いに助け合えるところは助け合う。ただ、透析中の陽性患者さんのような高リスクの人の長距離搬送は危険です。やはり高リスクの方は地元で診るべきです。どんな重症者を地域外に搬送するか、その基準も病院長会議で決めました」

と、宮地は回顧した。

国と医療現場で食い違う「重症」の基準

静岡県の病院長会議は、行政やメディアが当たり前のように使っている「病床の逼迫」という言葉の曖昧さも正した。逼迫とは追い詰められて、ゆとりがない状態をさすが、何をもって逼迫とするか、基準があるようでない。おおむね都道府県が確保した病床の使用率が六割、七割を超えると逼迫と表現しているが、あやふやだ。現場を預かる病院長の間で逼迫という言葉を恣意的に使えば、病床の調整は立ち行かなくなる。

そこで宮地たちは「重症例をどこまで診られるか」を逼迫度の基準とした。静岡全県で重症の患者を診るのが困難になったら逼迫と認める。個別の病院でも重症者四人までは受け入れられるが、次の五人目は難しいとなれば逼迫である。「重症」の基準は「人工呼吸器やエクモを装着していること」とした。東京都も同じ基準で、特段、変わった基準ではないと思われる。ところが、信じがたいのだが、この基準が国と異なっていたのだ。

厚労省は、「ＩＣＵ等での管理、人工呼吸器または体外式心肺補助（エクモ）による管理が必要な患者」を重症者と定義している。ＩＣＵに入っている人は全員重症とみなす。重症者を受け入れる「器」に視点を置いて数えている。

一方、東京都や静岡県などは、ICUに重症化リスクの高い中等症の人を前もって入れたり、病床の空き具合で人工呼吸器が必要でない患者を収容したりするケースもあるので症状の重さ、人工呼吸器管理をしているかどうかを基準とした。宮地も「人工呼吸器をつけずに、酸素吸入でがんばろう、と励ましながら患者さんをICUで診ることもあります。それは重症例には換算しません。病院の運用の基準は(診療報酬請求などの面からも)明確でなくてはいけない」と言う。

いずれにしても重症者数という基本中の基本のデータの定義の違いは、逼迫度をわかりにくくする。二〇二〇年暮れ、第三波の到来で感染は急拡大した。一一月に全国で二〇〇〇人台だった新規感染者数は、一二月一二日に三〇〇〇人を突破し、大晦日には四五〇〇人を超える。年末・年始の人出を抑えなければ大ごとになる、と医療現場は戦慄していた。

だが、政府は緊急事態宣言の発出には消極的だった。経済人が入った分科会が緊急宣言に及び腰だったばかりでなく、感染症専門家が集まる厚労省アドバイザリーボードも、宣言の必要性を助言しなかった。尾身はアドバイザリーボードの主要メンバーでもある。二二日の第一九回アドバイザリーボードの議事概要によれば、議論の大半が英国由来の変異株の感染力の強さ、水際対策の強化に費やされている。当時、日本の入国制限は遅れ、一日一五〇人程度の旅客が英国から入っていた。外務省は慌てて強化に乗りだす。

確かに英国株の侵入阻止は重要なテーマだろう。とはいえ、首都圏の危機的な医療体制を議論しなくていいものだろうか。参考人の和田耕治(国際医療福祉大学医学部教授)が「英国の話だけに引っ張られすぎずに、日本国内をどうするか」と話題を振っているが、メンバーの反応は鈍い。その前の第一八回ボードでは、「医療崩壊」の定義や、現況が語られてはいるが、緊急事態宣言のタイミングには踏み込んでいない。議題は「感染状況等の分析・評価」「その他」となっている。医療崩壊の議論は「その他」の扱いなのか。

ボードで医療体制の議論が深まらないのは、メンバー構成に問題があるからだろう。感染症の研究者や医師、病院長、弁護士らはいても、都道府県で医療提供体制を統括し、どこの病院にどの患者を入れるか、病床確保の矢面に立って調整をしている実務者がいなかった。知事と医療機関の仲立ちをする役職者が不在なのだ。厚労省は、医政の本丸である医療体制にはボードにも口を挟ませたくなかったらしい。医療体制に対するボードの人材的弱みが多少なりとも改善されるのは、三月末の阿南英明（神奈川県医療危機対策統括官・藤沢市民病院副院長）の加入まで待たねばならなかった。

政府の緊急宣言見送り後、年越しを挟んで首都圏の感染者数は急増する。

年が明けた二〇二一年一月二日、小池百合子は神奈川、千葉、埼玉の三県知事たちと官邸に乗り込み、西村康稔に緊急事態宣言の発出を迫った。会談は三時間に及び、飲食店の時短要請に消極的な小池にも政府側から注文がつけられる。菅は、小池に機先を制せられ、二度目の緊急事態宣言へと追い込まれた。一三日に国が公表した「新型コロナウイルス感染症患者の療養状況、病床数等に関する調査結果」には、都の重症確保病床五〇〇床に対し、重症患者数五二三人という倒錯的な数字が記される。ＩＣＵはとうにパンクしていたが、同じ日に都は重症病床二五〇床、患者数一四一人と余裕があるかのような数字を並べている。国と都の重症基準の食い違いはここに極まった。どちらが現実を反映しているのか。年末に都の入院調整本部で、保健所や救急隊からひっきりなしに舞い込む入院要請に対応した医師は、こう語る。
「都庁に泊まり込んで入院調整に当たりましたが、重症者の調整が難航つづきでした。都のデータでは重症病床の使用率は四〇パーセント程度。でも、全然空きがない。重症者を受け入れている病院に軒並み電話しました。すべて断られた。都の基準では四〇パーセントでも、国の定義では一〇〇パーセントに近かった。空きはなかった。明らかに国のほうが現実を反映している。しかし都は病床使用率が低くなる基準を前提にしているから、外からまだ余裕があるじゃないか、と言われればなかなか重症病床数を増やせないのです。何とかしてくれとずっと申し入れてきました」

ここで政府は、病床確保に向け、「アメとムチ」の政策を選んだ。重症病床一床当たり一八〇〇万～一九五〇万円、中等症以下やコロナ疑い患者用病床には一床七五〇万～九〇〇万円の補助金を出すと発表する。札束で病院経営者の頬を叩く傍ら、都道府県知事らが病院に患者の受け入れを「勧告」できるよう感染症法を改正し、応じない病院の名前を公表する方針を掲げた。診療体制の整わない民間病院は院内感染を恐れて、「受け入れを強要するなら行政が感染管理の責任を持て」と切り返す。

病床が逼迫したのは、前述のように厚労省の入院勧告・措置の運用見直しの遅れにも原因がある。無症状・軽症の患者を入院対象とせず、自宅もしくはホテルでの宿泊療養とする措置が早く徹底されていれば、病床の多くが中等症、重症患者に振り向けられていた可能性が高い。一月一九日、医学部のある国公私立大学が参加する全国医学部長病院長会議は、埼玉、千葉、東京、神奈川の一都三県の大学病院の中等症・軽症者用ベッドの四六・六パーセントを、回復して症状が消えた患者らが使っていたと発表する。病床の約半分を回復者が占めていたとは……。彼らを別の施設や自宅に移せていれば、病床には余裕が生まれるはずだ。現実と乖離した数値や気ままな政策は医療現場を振り回す。

病床と患者のミスマッチは、なかなか解消されなかった。

中東遠総合医療センター院長の宮地に政府の「アメとムチ」の政策について尋ねると、次のような回答がメールで寄せられた。

「入院の適応は感染状況によって変わりますが、基本的には軽症者、まして無症状感染者を入院させる必要はありません。酸素投与の見極めはそれぞれの酸素飽和度を測定し、重症化リスクのある人は九五パーセント以下、リスクのない人は九四パーセント以下なら入院を考慮する。軽症、無症状の人はホテル療養。在宅が可能なら在宅療養。これを徹底できれば入院感染者は五分の一に減ります。補助金を出しても、中等症以上と、そのリスクが高い人だけを入院させるようにしなければ、無症状者、軽症者を入院させる病院が増えるばかりです。結局、中等症、重症対応の病床は増えません。軽症者の入院に補助金を出すより、ホテル、自宅の療養にお金をかけるほうがずっと安く、医療者の負担も五分の一に減るのです」

最前線に立つ医療者の真情あふれる叫びが、権力中枢には届かない。

政治に翻弄されながらも、全国のICUで日夜、ひたむきなケアが持続されていた。

首都圏の大学病院で十数年にわたってICUを担当するナースが、あるコロナ患者とのかかわりを感慨深く、私に語ってくれた。

「三〇代の息子さんが最初に感染して、六〇代のご両親にうつして家族全員が発症し、一緒に入院してきました。わたしが担当した旦那さんは二カ月間、人工呼吸器をつけていたんです。鎮静剤も長く使ったので離脱後は、後遺症の譫妄《せんもう》が強かった。じつは彼がＩＣＵにいる間、奥さんはエクモを装着していたのですが、回復せず、亡くなったんです。旦那さん、やっと軽症の病棟に移っても気が滅入って、心が折れそうでした。さらに一、二カ月かけて、ようやく身のまわりのことができるようになって、在宅酸素（の装置）を持って退院していきました」

コロナは家族を引き裂き、生き残った男性の心身に深い爪痕を残した。

それから数カ月後、主治医宛に男性から手紙が届く。

「不幸にして妻は亡くなりましたが、先生や看護婦さんが精いっぱい力を尽くしてくれたことは忘れていません。ありがとうございました。あの世に逝ったら妻に報告します」としたためられていた。

ＩＣＵは生と死の十字路である。ケアする側も助けた相手から挫けそうな心を癒される。ナースに集中治療室を仕事場に選んだ理由を問うと、こんな答えが返ってきた。

「いちばん生命の危機的状況にあるところで、何かできることはすごいことだと思ってＩＣＵに入りました。いまでもそこは変わっていないかな」

救急車がサイレンをけたたましく鳴らして走ってゆく。二〇二一年一月二〇日までの集計で、コロナに感染したまま自宅や宿泊施設で亡くなり、変死扱いとなった人は一九七人に増えた。ホテル療養の拡充と医療サポート、自宅療養の健康観察と医療対応が急務だった。

長丁場のたたかいがつづいた。

第７章　自宅待機ゼロ　墨田区の独行

命の選別

深夜、サイレンを止めた救急車が都内の住宅地に停まったまま、何時間も動かなかった。容態が急変した新型コロナ感染症患者の搬送先がなく、高齢の患者と家族はじりじりと待ち続けている。ようやく見つかった病院からは冷酷な「条件」が突きつけられた。

「延命治療をしないと家族が同意してくれれば受け入れます」

重症者用のＩＣＵが満床だから人工呼吸器やエクモの治療は諦めろ、看取りなら引き受けるという。いきなり肉親の生死の判断を迫られた家族は狼狽し、「もう無理は言いません。とにかく病院へ運んでください。お願いします」と涙を流す。それが永久の別れになろうとは……。医師も看護師も憔悴し、戦場のような病院は「トリアージ(命の選別)」を行なわざるを得なかった。こうして重篤な患者が医療の外縁に置かれ、死亡者は増えていった。

二〇二一年一月、東京都の医療は崩壊した。

東京都の一般病床は約八万床、都内には四〇〇床以上の大病院が約八〇、大学病院も二〇以上ある。高度医療機関も多く、東京都の医療資源は質、量とも他の道府県を遥かにしのぐ。それなのに入院や療養の行き先が決まらず、「入院・療養等調整中」の自宅待機者は八〇〇〇人ちかくに膨れ上がり、待機中の在宅患者が悪化して亡くなった。都の病床データ上では余裕があったにもかかわらず、である。数字は実態とかけ離れていた。公立病院で重症者を診ている医師が指摘する。

「ICUは、人工呼吸器やエクモを装着した患者さんばかりを収容しているわけではありません。やっと抜管して人工呼吸器から離脱できて状態を見守っている人、悪化が予想されて挿管の準備をしている方、あるいはコロナ病棟の一般病床が満杯で、動かそうにも動かせない人もICUにはいます。重症者を受け入れる病院ごとのICUの運用状況の開示が必要です。定義上の病床使用率なんて何の役にも立ちません」

データと実態の乖離ばかりではない。コロナ治療の過大な負担が、限られた病院に押しつけられてもいた。東京都は、感染拡大に伴い、がん専門病院を除く、都内一四の特定機能病院に重症者用病床を六〜八床ずつ確保するよう求めた。特定機能病院は、高度先端医療を担う、厚生労働大臣が承認した四〇〇床以上の医療機関をさす。診療報酬の優遇措置を受けられることもあり、大病院にとっては金看板ともいえる。その一四の特定機能病院が受け入れた重症患者数について読売新聞(二〇二一年一月二〇日付)は次のように報じた。

「(一月一日〜一七日の間で)最も多かった昭和大病院が一日平均七・五人。次いで東京医科歯科大病院六・〇人、日本医大病院五・二人、東京医大病院四・八人、聖路加国際病院四・一人。残りの九病院(東京大、慶應大、慈恵医大、国立国際医療研究センター、順天堂大、帝京大、杏林大、日大板橋、東邦大大森）は三人台が一病院、二人台が六病院、二人未満が二病院だった」

同じ特定機能病院でも昭和大、東京医科歯科大、日本医大と東大、慶應大、順天堂大などとでは大きな差がある。都は「病院の理解が得られない」と個別の状況を開示しないが、患者数が少ない病院は、コロナ診療よりも高度医療を優先していた。通常の医療を守るという名分は立つにしても、コロナ禍は災害に似ており、緊急の対応が必要だ。現に東京医科歯科は、ＩＣＵ二六床を仮設の仕切りでコロナ用一二床、その他一四床に分けて二つの医療を両立させている。読売の調査に東京医科歯科は「各病院が分担して受け入れないと、救える命も救えなくなる。重症や中等症など、症状に応じた機能分化を進めるべきだ」と率直に答えている。

こうした正論にも、都の幹部は鷹揚に構えるばかりだった。自宅待機者数の膨張は、都の医療機関へのガバナンスの弱さを物語っている。

一方、現場は必死だった。都庁の入院調整本部では十数人の職員が災害派遣医療チーム「東京ＤＭＡＴ」の医師とともに休日返上で患者の振り分けに心血を注ぐ。調整がかなわず、自宅待機者が増え続けた。庶民は在宅で肺炎を悪化させても入院ができない。その一方で自民党の大臣経験者は、ＰＣＲ検査で陽性と判明すると心臓の既往症を理由に即座に入院が認められる。ＳＮＳユーザーは色めき立ち、「すぐに入院できた説明をよろしく」のツィートがバズった。

司令塔なきたたかいの渦中で、命の選別は粛々と行なわれていた。ロジスティクス（兵站）の不備は常に最前線に過重をかける。感染者への対応は基礎自治体の二三区に委ねられた。悪戦苦闘する特別区のなかで、異色の輝きを放つ区があった。墨田区である。

地域完結型の実現――墨田区の「下り」搬送

一月二八日、都のモニタリング会議に興味深い資料が提出された。危機的状況だった一月一九日から二五日までの一週間の各区の新規陽性者数だ。二三区で最多の九四万人が暮らす世田谷区は新規陽性者数も一番多く、五〇〇人。世田谷区はＰＣＲ検査も広範に展開しているので、陽性者も数多く見つかる。次が人口七二万人の大田区で四七三人、三番目が日本一の繁華街、歌舞伎町を抱える新宿区の四二〇人。逆に最も少なかったのは千代田区で八八人だった。千代田区は人口六・七万人と二三区で最少のうえ、区面積の一二パーセントを皇居の緑地が占める。「疎」な環境が新規陽性者数の少なさに表れている。

ここまでは外形的な要素でほぼ説明がつく。目を引いたのは新規陽性者数九八人の墨田区だ。人口二七万人の墨田区が千代田区に次いで陽性者数が少ない。墨田区の一平方キロ当たりの人口密度は一万九六七〇人で新宿区とほぼ同じ。城東地区で最大の繁華街、錦糸町も控えている。外形的には墨田区の感染者数の少なさは説明しにくい。

しかも、モニタリング会議が開かれた二八日に都全体では四八一〇人もの自宅待機者がいたが、墨田区は待機者を解消し、以後、ゼロを維持していく。

墨田区の医療環境は特段すぐれているわけではない。感染症指定病院で重症者を引き受ける都立墨東病院(七六五床)が大黒柱としてデンと構えているとはいえ、ほかは同愛記念病院(四〇三床)と二〇〇床以下の小さな病院が幾つかあるだけで大学病院もない。むしろ医療資源は乏しい。地域の医療の担い手は町場の診療所だ。そのような墨田区が感染の拡大を抑え、早々と待機者をなくしたのは一つの奇跡であろう。ウイルスとのたたかいで医療の要塞が次々と落ちるなか、墨田区は孤塁を守っていた。

二月初旬、私は墨田区役所に足を運んだ。

観光客もまばらな浅草から東へ、寒風に吹かれて隅田川に架かる吾妻橋を渡り、左の急坂を上ると勝海舟の銅像が迎えてくれる。幕末、明治の政治家にして日本海軍の創設者である勝は区内の本所亀沢町、現在の両国四丁目に生まれている。墨田区のシンボルに目礼して区庁舎に入り、対コロナ戦略のキーパーソンに面会を求めた。

間もなく、墨田区保健所長、五〇歳の西塚至が現れた。対コロナ戦略の指揮官である。二〇一九年、西塚は東京都福祉保健局医療安全課長から参事として墨田区に異動し、二〇年春、保健所長に就いた。この一年、最前線に立ってしくみをつくり、人を集め、手を打ってきた。墨田区では主に墨東病院がコロナの重症と中等症、同愛記念病院と済生会向島病院、東京曳舟病院が中等症、中小の病院が疑い症例を診る体制がしかれている。

墨田区でも、一時、入院・療養先がすぐに決まらない自宅待機者が三〇人を超えた。それが、なぜ、ゼロにできたのだろうか。他区はさらに増え続けているというのに……。西塚は、柔和な表情ながらきっぱりとした口調でこう答えた。

「重症、中等症の患者さんを大病院に送る「上り」だけでなく、回復期の方を地域の病院に転院させる「下り」の道筋がつき、地域完結型の回路ができたからです」

「コロンブスの卵」のような発想だった。ともすれば、補助金をいくら出して何床確保するかといった「上り」の議論ばかりが沸騰するが、重要なのは「下り」の搬送だった。現に多くの病院で、回復した人が重症・中等症の病床に居つづけて病床不足が生じている。

「昨夏から毎週、区内の全一〇病院と医師会、行政のウェブ会議を開いてきました。率直な意見交換の場です。そのなかで患者さんを多く抱える墨東病院から入院期間が中等症で二週間以上、重症では四週間、高齢者が増えてさらに期間は延び、個室が空かない、長期入院で体力が落ちた人のリハビリに苦労しているという実情が伝わってきました。回復期の方が退院できず、留まっていた。そこで「下り」が大切だと考え、一二月に入って、地域の七つの病院に回復期の方を受けてほしいとお願いしました。地域の病院は、ふだんからリハビリが得意です。これまでも墨東の三次救急の裏方として後方支援をしてきましたからね。同じようにコロナでも、下りの後方支援を、と呼びかけました」

問題は、「一〇日間ルール」と呼ばれる退院基準を地域の病院がどう受けとめるかだった。厚労省は最新の知見をふまえ、コロナ患者が「発症日から一〇日間経過し、かつ、症状軽快から七二時間経過」した場合、PCR検査を受けなくても退院可能としている。だが、いくら回復期とはいえ、コロナ診療の経験がない病院にとって、患者受け入れのプレッシャーは大きい。もしも院内感染が起きたら地域に根ざす小さな病院は死活的な苦境に立たされる。

西塚らは「一〇日間ルール」の科学的根拠や、回復期の療養者との接し方を七病院に懇切丁寧に伝え、補償の制度を設計した。回復期の病床は区のベッドとみなし、それぞれの病院に協力費一〇〇〇万円、実際に患者を入れたら一床三万円を補助すると決める。患者の搬送も区が負担する。そのかわり、病院側の「受け入れる患者は介護度の低い人がいい」「認知症の人は嫌だ」「PCR検査を受けてほしい」といったえり好みは認めない。あくまでも退院基準に沿って患者を転院させる。そうして墨東病院の重症病床を少しでも空け、中等症を診ている病院の患者が悪化したらすぐに送り込めるようにしたい、と説得した。

「下り」の受け皿ができれば区内の病床調整は円滑に回りだすはずだ。まさに地域でコロナ医療が完結する。これは都の入院調整機能がパンクし、誰にも頼れない墨田区が編み出した「自衛」の策であった。七つの病院は区の提案を受け入れ、回復期用の一七病床が確保できた。一月二五日に「下り」転院が始まるとわずか三日で待機者はゼロとなったのである。

では、患者を受け入れた病院側はどうだったのか。

墨田区医師会病院部会の座長で、七病院の連係役でもある墨田中央病院(九七床)の院長、小嶋邦昭は、「一〇日間ルール」の壁を突破できた事情をこう述べる。

「当初、回復期で感染力はないと言われても、抵抗感はありましたよ。職員の不安も高まった。うちは発熱外来で、玄関横のテントで熱発した患者さんの検体を取ったり、救急車で運ばれてきた患者さんの検査をして陽性なら専門の病院に送っていましたが、感染した人を診るのは初めてですからね。とはいえ、あれだけ科学的根拠を示されて、墨田区の医療崩壊を防ごうと求められたら、一肌脱がないわけにはいきません。下町は地域の人と人のつながりで医療を守っている。毎週、ウェブ会議で西塚さんは感染状況を説明してくれます。保健・公衆衛生行政のトップと話せるのはいい。いままでなかったことです」

墨田区のコロナ対策は、感染が拡大して急ごしらえしたものではなかった。保健所の職員は、国内の感染者一例目の濃厚接触者が区内で確認された二〇二〇年一月から感染者の早期発見・隔離に向けて神経を研ぎ澄ませてきた。そして、西塚が「役立つ武器」と力を込めて言う「ＰＣＲ検査」の大規模な実施体制を独自に築き、難関を突破してきたのだった。

検査能力が足りなければ作る――独自のＰＣＲ検査

時計の針を二〇二〇年の早春に戻し、厚労省や専門家会議がＰＣＲ検査を抑制する状況下、墨田区がひらいた自衛の道をたどってみよう。コロナ対策の基盤ともいえるＰＣＲ検査のとらえ方は国と最前線の墨田区では大きく違っていた。

西塚がＰＣＲ検査を再認識したきっかけは帰国者への対応だった。中国・武漢からの帰国チャーター機五便が運航され、横浜港にクルーズ船、ダイヤモンド・プリンセス号が入った。たまたま墨田区にチャーター機の客室乗務員が住んでおり、保健所が検査を行なう。墨東病院はチャーター機とクルーズ船の感染者を数多く受け入れた。感染者はマスクをし、まわりに症状のある人もおらず、いつ感染したのか見当がつかなかった。海外の著名な医学雑誌では無症状感染者の存在が早くから指摘されていた。墨東病院は区外の大学病院とも協力し合ってエビデンスを積み上げていく。西塚は墨東病院の医師と接し、無症状感染者への確証を得た。「臨床の知」が決め手だった。

「新型コロナ感染症では感染者に症状が出る前からウイルスが体外に出ており、かつ症状の強い人ほど多くのウイルスを体外に出すわけでもない。ＳＡＲＳ（重症急性呼吸器症候群）やインフルエンザのように、発熱した人から感染源をたどっていくことはできないということを、武漢からのチャーター帰国便の感染者や、横浜に入ったクルーズ船の感染者を数多く診療した墨東病院の医師から聞いていました。従来の常識は通用しない。無症状の人までＰＣＲ検査を広げないと感染者を特定できないとわかったのです」

二月に屋形船での新年会で集団感染が起きた事実が発覚し、ＰＣＲ検査を幅広く実施する機会が訪れた。海外と国内を結ぶ無症状感染者という見えない糸をたぐり寄せる検査への期待が高まった。

ところが、ふたつの動きが無症状者への検査の芽を摘む。

一つは屋形船業界の風評被害だ。都の記者会見後、屋形船が受けていた予約はすべてキャンセルされた。都議会で追及された小池百合子知事は「屋形船が発生源でないことは明白であります」と答弁し、クラスター調査はあやふやなままフェードアウトしていく。このあたりから都のコロナ対策は重要な感染情報を開示しない消極策に転じた。

検査拡大の芽を摘んだもう一つの要因は、厚労省と専門家会議のＰＣＲ抑制方針である。厚労省は「医師が感染を疑う場合に自治体と相談して検査をすること」を認めながら、二月一七日には感染を疑う人が相談や受診する目安を「風邪の症状や37・5℃以上の発熱が四日以上続く方」と絞った。専門家会議がそれを援護する。厚労省は「無症状者からの伝播は主要な経路ではない」という認識をなかなか変えようとしなかった。

三月下旬、台東区の永寿総合病院で感染爆発が起き、大混乱をきたす。第1章で詳述したように、関係者の検査は遅れ、四三人の入院患者が亡くなった。都内の感染症指定医療機関では入院していた著名な芸能人が逝った。市中感染が拡がり、安倍晋三政権は緊急事態宣言へと追いつめられる。一つひとつの事象はかけ離れているようでも、ＰＣＲ抑制方針でつながっている。

墨田区保健所には連日、一〇〇件ほどの相談が寄せられていた。「熱があるので検査を受けさせてほしい」と区民からの電話が続々と入る。ほとんどの自治体は、国に指示されるままキャパシティ不足を理由に検査を断っていたが、西塚は「必要な検査はすべてやろう」と、尻込みする職員を鼓舞し、勝負をかけた。区庁舎に併設されたイベントホールをＰＣＲセンターとし、西塚ら保健所の医師たちが被検者の検体を採取する策を立てた。山本亨墨田区長は、「区民の生命を守ることが第一」と献策を容れ、四月一〇日、二三区で最も早く、区立新型コロナ外来を開く。一日当たり五〇件程度のＰＣＲ検査体制がスタートした。

西塚は、検査抑制の逆風を突いて自前の検査所を立ち上げた真意をこう述べる。

「公衆衛生（パブリックヘルス）を担う保健所の役割は、インテリジェンス（情報分析）とロジスティクスです。住民の心と体の健康を守るために地域に何が足りないか、資源はどれぐらいあるか分析し、先を読んで人やモノを調達する必要がある。検査能力が足りなければ自分でつくればいい。検査への住民ニーズは極めて高いのです。感染症を恐れて区民が自殺するような事態は避けたい。不安を解消するためにも検査は身近でなくてはなりません」

検査センターの開設から日を置かず、難関が待ち受けていた。頼みの墨東病院でクラスターが発生したのだ。外来や新規入院、手術が止まり、診療が大幅に縮小される。永寿総合病院の惨劇が西塚の脳裏をよぎった。

症状のある人だけを追っても、陽性者は拾えない。時間との競争だ。ＰＣＲ検査を大規模集中的に行なわなくては手遅れになる。が、一日一〇〇～二〇〇件の検体の解析を都の健康安全研究センターに委託するのは容量的に不可能だった。そこで保健所は、国立感染症研究所や都内の民間検査会社に解析を依頼し、「一人の陽性者が出たら、その病棟は全員検査」の方針で臨む。墨東病院に対して「ローラー作戦」を展開し、じつに七五三人を検査して四三人の陽性者を特定する。病院は、わずか三週間で立ち直り、診療を全面的に再開したのだった。

ＰＣＲ検査の力を西塚は確信した。保健所に一〇〇件の検査結果を七〇分以内に出せる機械を導入し、検査した日に判定を被検者に伝えるシステムをつくる。冬の流行拡大に備えて民間検査会社、メディカル・コンシェルジェを誘致し、八つの救急病院でＰＣＲ検査を可能にした。春の第一波が収まり、初夏の第二波が過ぎて政府がＧｏＴｏキャンペーンに浮かれている間も、墨田区は寓話の「アリとキリギリス」よろしく冬に備えて検査体制を拡充し、全一〇病院と行政のウェブ会議を立ち上げる。

一方で悲劇も起きた。区内の相撲部屋で感染した二八歳の大相撲力士が肺炎による多臓器不全で夭折した。墨田区保健所は日本相撲協会と緊密に連絡を取り、全面的なバックアップを始める。本場所中は毎朝、全力士が体温を測り、異常があればすぐにＰＣＲ検査か抗原検査を行ない、正午までに当日の出場の可否を決めた。保健所の果敢な姿勢に区民も応える。いわゆる「夜の街」が感染源として槍玉に挙がっていた七月、隅田公園のＰＣＲ検査車の前に女性五〇人が並んだ。集団検査を受けにきた向島の芸者衆である。ＮＨＫのテレビクルーがカメラで追う。

「どうぞ顔の正面からでもかまいません。撮ってください」と女性たちは鼻孔に長い綿棒を突っ込まれる姿をさらした。陽性だったら二週間仕事を休む覚悟だ。団結して花街の安全を守ろう、と無言のアピールを行なう。墨田区の検査能力は八月には一日一五〇件、誘致した検査会社の処理能力の向上や区内の診療所、病院(診療・検査機関)の発熱外来の拡充で、一日五三〇件へと高まっていった。

「発熱外来」病院名の公表で年末年始を乗り切る

厚労省はPCR抑制論を堅持した。無症状者への検査拡大論に対し、感度が七〇パーセントなので「偽陰性」「擬陽性」による社会的損失が生じるという反論がくり返される。他方、北海道大学病院は唾液と鼻咽頭ぬぐい液の大量症例の診断精度を比較し、「(感度は)約九〇%であり、特異度も極めて高く、信頼できる検査である」と結論づけている(二〇二〇年九月二九日プレスリリース)。

一〇月に東京がGoToキャンペーンの対象となり、感染が全国に広がる。一一月、旭川市で大規模な病院内感染が勃発し、抑え込みに難渋した。

政府が緊急事態宣言を出し渋った年末年始、西塚は貴重なデータをつかんだ。墨田区内の感染者の発症から検査までの日数がわずかに延びていたのだ。中央値が二日から三日に変わり、一週間以上かかるケースが全体の七パーセントに増えている。

これは区民の警戒感が薄れ、発熱外来の受診が遅れていることを示唆していた。西塚の目の色が変わる。重症化を防ぐには早期診断が絶対条件だ。ほとんどの病院が休診する年末年始に発熱者が増えて区の相談窓口に問い合わせが殺到すれば、多くの重症者が出る。区民に早期診断の大切さを訴求し、発熱外来へのアクセスを改善しなくてはならない。

ここで西塚は大胆な手を打つ。

「年末年始に発熱外来の診療、検査を行なう病院の名前を順次、公表させてほしい。区民は、どの発熱外来で検査を受けられるかがわかれば早く受診できて、重症化を防げます」

と、墨田区医師会に打診したのである。これは東京都の診療・検査機関の非開示方針に背く賭けだった。都は風評被害を嫌って施設名を出さない。他区も都に追随して名前を伏せている。墨田区医師会は、はたしてどう反応したか。

区医師会病院部会の座長、墨田中央病院長の小嶋は、「少し戸惑ったけど、現に玄関脇にテントを張って発熱した人の検体を取っています。隠しようがない。感染者が重症化して救急外来にくるほうが、病院の負担は大きい。一、二回の会議で公表を決めました」と淡々と語る。

政府はクリスマスが過ぎても「3密を防いで外出を控えよう」と呑気に構えていたが、最前線は臨戦態勢に入った。墨田区は区報に「年末年始の外来・発熱外来診療体制」と題し、休み中も輪番で診療する七つの総合病院と応急診療所の名前と住所、電話番号を掲載した。発熱外来は予約制なので電話で問い合わせてから受診するように添える。大晦日、正月三が日、都内の医療は暴風圏に突入した。救える命が救えないなか、墨田区は情報を公開し、医療が崩壊するのを防いだ。西塚が、あえて発熱外来の施設名を明らかにした裏にはしたたかな計算もあった。

「目的は区民の重症化を防ぐことですが、発熱外来を開設した医療機関には国や都の補助金が支給されます。税金が使われるんです。発熱外来をしているふりをして、休んで補助金だけもらうのは許されません。名前を出して患者さんを受けていただかなくては意味がないのです」

東京都は、墨田区が独行で医療体制を守ってから、じつに九カ月以上経ち、第五波が収束した二〇二一年九月二一日、発熱外来の医療機関リストをようやく公表した。都民はやっと発熱外来の施設に直接、問い合わせることができるようになった。あまりの遅さに言葉もない。

感染対策が人を殺す、という苦い教訓

それにしても西塚はなぜ既成の枠にとらわれず、思い切った施策が講じられるのか。西塚の体には公衆衛生の「公」の思考が脈打っている。狭い「私」ではなく、人と人が織りなす公共の安全に懸けた熱情が伝わってくる。熱さの源は何なのか。日をあらためてもう一度西塚と会った。

もともと西塚は横浜市立大学医学部に学び、医師免許を取ったあとは附属病院の外科医局で臨床診療をしつつ遺伝子研究に打ち込んでいた。一九九一年に建設された大学病院は「東洋一」の現代的システムが自慢だった。人生の転機は一九九九年一月に訪れる。隣の医局で前代未聞の「患者取り違え事件」が発生したのだ。心臓疾患の七四歳の男性と肺がんの八四歳の男性を取り違えて手術室に運び、無駄な手術が行なわれた。

医療スタッフは手術が終わってから重大な事故を起こしたことに気づく。二人の患者は事故から一年以内に手術とは関係のない病気で亡くなったという。かかわった看護師や執刀医、麻酔医らは提訴され、有罪の判決が下された。西塚が一語ずつかみしめて語る。

「院内感染を防ぐために手術室への動線は医師、看護師らと患者さんは完全に別でした。患者さんはベルトコンベアーで送られ、カルテも分けて運ばれ、消毒して手術が始まる。患者情報と本人が分

離していた。あってはならないことです。入れ違いのリスクはそこにあったのです。目先の対策にこだわって全体の安全が見失われていた。感染対策が人を殺す、と思いました。仲の良かった同僚や尊敬する教授が罪に問われ、病院を去っていきました。ショックでしたね……。事故の反省から大学に「医療安全管理学」の講座が生まれ、そこで自分は学びなおして公衆衛生の世界に入ったんです」

西塚は二〇〇二年、都庁に創設された医療安全課に初代医療監視員として入職し、現在に至っている。西塚への二度目の長いインタビューを終え、私は区庁舎の外に出た。

早春の柔らかい陽光が降り注いでいた。勝海舟の像は、右手で隅田川が流れていく太平洋を指している。「目先の些事にとらわれるな、大局を見よ」と諭しているようだ。勝は幕末動乱期、江戸に攻め上ってくる薩長軍を前に「王政復古は薩長の「私」であり、幕府方が避戦に徹することが大政奉還の「公」」の実現と考え（慶應四戊辰日記）、江戸開城に導いた。時代は変われど、医療もまた公の礎、社会的共通資本、コモンズであろう。勝が指す海の向こうから、切り札と期待されるワクチンが運ばれてきたのは、西塚のインタビューから数日後だった。

第8章 「死の谷」に落ちた国産ワクチン

ベルギーのブリュッセルを発った航空機が、二〇二一年二月一二日午前、薄曇りの成田国際空港に舞い降りた。米国の製薬大手ファイザーがドイツのバイオ企業ビオンテックと共同開発した新型コロナウイルスワクチン「コミナティ」を乗せた第一便の到着である。貨物室が開き、ワクチンのコンテナが降ろされる。ワクチンの小瓶(バイアル)が九七五本入った箱が六九個。一バイアルで六回接種すると、約四〇万回、二〇万人分が積まれていた。

厚労省はファイザーと二〇二一年内に七二〇〇万人分、英国の製薬大手アストラゼネカとは六〇〇〇万人分、米国の製薬会社モデルナとは九月までに二五〇〇万人分、合計一億五七〇〇万人分の供給を受ける契約を結んでいた。全量に比べれば、第一便の量はわずかだが、待ちに待ったワクチンである。即日、厚労省の専門家部会で有効性や安全性が議論され、二日後には従来の手続きを省いて、特例承認される。一七日からは医療者への先行接種が始まった。

やれやれと菅は胸をなでおろす。首相就任以来、ワクチン頼みの「一点突破」戦略に政権の維持を託してきた。五輪の開催までにワクチン接種を加速させ、感染を抑えて支持率を高めて政局を有利に運ぶ青写真を描いていた。

しかし、前年一二月初旬に英国がファイザーのワクチンを世界で初めて承認すると、雲行きが変わった。世界中からファイザーに注文が殺到したのだ。争奪戦の結果次第で入荷時期が変動すれば、ワクチン頼みの戦略は目算が立たなくなる。一方、ファイザーは、米国以外の国に向けてワクチンを製造するベルギー工場の増産改修に踏みきった。改修中は生産量が落ち、品薄になる。「日本への供給開始は四月」とファイザーは日本政府に伝えた。

菅は焦った。これでは五輪に間に合わない。厚労省ルートとは別に外務省の前駐米大使、杉山晋輔にファイザーとの交渉を委ね、年が明けて行政改革担当大臣の河野太郎をワクチン接種推進担当に任命して確保を急がせる。それまで首相補佐官の和泉洋人―厚労省のラインで調達してきたが、その権限が和泉から河野に移り、指揮命令系統に混乱が生じた。

EU(欧州連合)が域内で生産したワクチンの輸出を許可制にし、工場からの出荷を厳しく管理し始めたことも入荷時期を不透明にした。年頭の記者会見で、菅は「二月下旬までには接種開始できるように、政府一体となって準備を進めております。まずは医療従事者、高齢者、高齢者施設の従事者の皆さんから順次開始したい。私も率先してワクチンを接種いたします」と接種への手形を切っていた。何が何でも二月中にワクチンがほしい。

どうにかファイザーの第一便が着き、医療従事者五〇〇万人への接種が緒に就く。菅が愁眉を開いたのは言うまでもないが、大勢は変わらず、ワクチンの調達、各自治体への配分は難航した。EUとの奪い合いでは国力が低下した日本の旗色は悪かった。四月半ば、日米首脳会談で渡米した菅は自らファイザーのCEOに電話をかけて、二五〇〇万人分の追加供給の確約をとりつける。五輪に向けて「一日一〇〇万回」「七月末までに希望する高齢者全員」の接種を関係閣僚に命じ、総務省の職員が全国の自治体に電話をかけて尻を叩いた。自衛隊を動員して東京と大阪に大規模接種センターを設け、企業や大学の職域接種のチャンネルも開く。

一時、接種回数は一日一五〇万回に達したが、急加速がかえって徒となった。十分に調整しないまま接種を急いだために供給不足に陥り、職域接種は停止。自治体への配分量は大幅に減らされ、首長たちは憤る。アクセルを踏みすぎて車輪が空回りする状態に陥ったのだ。

ワクチンをめぐる混乱と接種の遅れは、もとをただせば国内生産力のなさに尽きる。自国で開発するか、ライセンス契約で大量生産ができていれば、このような事態は避けられただろう。世界レベルから大きく水をあけられた日本の現実がまざまざと思い知らされる。かつてワクチン先進国といわれた日本が、どうしてこれほど競争力を失ってしまったのか。根本的な問題はそこにあった。

前代未聞の薬剤――驚異的な開発スピード

新型コロナが世界を席巻するなか、国際的な巨大製薬会社のワクチン開発は驚くべきスピードで進んだ。出遅れた日本でも、二月に医療者への接種が始まっている。二〇二〇年の春、第一波が襲来したころ、一年後のワクチン実用化を予見した感染症専門家は皆無に等しかった。過去にもっとも速く開発されたおたふく風邪ワクチンでさえ認可まで四年かかったのだから無理もないが、「数年を要する」はずがコロナ緊急事態下では一年足らずで承認された。間違いなく、医薬品産業の秩序を激変させる「破壊的イノベーション」が起きていた。

ゲームチェンジャーの一人は、ドナルド・トランプ前米国大統領だった。二〇年五月一五日、トランプが記者会見で「できるだけ早く（ワクチンを）開発、製造し、供給したい」と訴え、開発計画に「ワープ・スピード（ものすごい速さ）作戦」と名づけたときは秋の大統領選を睨んだ大言壮語のように聞こえた。「マンハッタン計画（第二次大戦中の原爆製造計画）以来の大規模な試みだ」と語るにいたっては被爆国の人間としては鼻白むばかりだった。

ところが、である。トランプが確保した開発予算一〇〇億ドル（約一兆七〇〇〇億円）は、米国立衛生研究所と軍、製薬会社に結束をもたらし、有望なワクチン候補を絞り込んで開発を驀進させる。ファイザーとドイツのバイオ企業ビオンテックのコンビが先陣争いを制した。史上初めて、タンパク質をつくるための設計図＝メッセンジャーＲＮＡ（ｍＲＮＡ）による感染症予防ワクチンを完成させ、承認を勝ち取ったのである。

日本にもこのワクチンが真っ先に入ってきた。ｍＲＮＡワクチンは、ウイルスがヒトの細胞に侵入するために必要なスパイクタンパク質の遺伝情報のｍＲＮＡを脂質に包んだ製剤だ。筋肉注射でこれを体内に入れ、ｍＲＮＡが細胞内に取り込まれると、スパイクタンパク質に対する抗体が生まれ、細胞性免疫応答も誘導されて新型コロナ感染症の発症や重症化が抑えられる。有効率はじつに九〇パーセント以上といわれている。

安全性はどうか。接種後に重いアレルギー性副反応の「アナフィラキシーショック」が起きる頻度は米国で一〇〇万件当たり四・七件、英国では同じく一八・六件。これに対し、日本の医療従事者への先行接種では二一年三月一一日までに一八万七四一人が受けて三五件と報告されている。全員、アドレナリンなどの投与で回復したようだが、接種一〇〇万件に換算すると約二〇〇件になる。数字だけみれば、日本の発生頻度は飛びぬけて多い。

ただし、日本国内では国際的なアナフィラキシーの基準が適用されておらず、医療機関の報告をそのまま件数に積み上げている。三月九日までに国内で報告された一七例を専門家が国際的基準で評価すると、一〇例はアナフィラキシーとは判定できない事例だったという。三月一二日に開かれた厚生労働省のワクチン分科会副反応検討部会では、「日本で発生頻度がほんとうに高いかどうか、引き続き検証する必要がある」「いまは環境が整ったところで接種が行なわれているが、高齢者などに広く接種されるようになってもアナフィラキシーにきちんと対応できるようにしなくてはいけない」と意見が出た。安全性も、数年以上の長いスパンでは未知数ながら、短期的には合格点がついている。

この副反応の問題は後述するが、稀に深刻な被害が生じても、ベネフィット（利益）のほうが大きいと多くの人びとは考え、全世界で接種が進む。その判断のよりどころはＷＨＯ（世界保健機関）や各国政府の見解だ。一〇〇万人当たり何人のアナフィラキシーショックや、死亡例が出たら危険とみなすかは、科学的データを参考にしつつ、状況に応じて広義の政治が決める。一方、ごく稀とはいえ、深刻な被害が発生する事実を受けとめ、打つか否かを決めるのは個々人だ。政治と個人の間では「情報開示」が重要な意味を持ち、ワクチンの接種においては常に「社会防衛」と「個人の自由」という根源的な対立が生じる。

そうした宿命を背負いながらも、ｍＲＮＡワクチンは開発スピード、有効性、安全性、さまざまな意味で前代未聞の薬剤と評された。その開発の立役者は、ビオンテックの最高経営責任者で、トルコ生まれの免疫学者、ウール・シャヒンだ。二〇二〇年一月半ば、中国が新型コロナの遺伝子情報を発表するとシャヒンは直ちにｍＲＮＡワクチンの作成に取りかかった。二週間後には一〇～二〇種類のワクチン候補薬をコンピュータ上で設計し、提携先のファイザーに共同開発を持ちかける。ファイザーはビオンテックとのパートナーシップを拡大し、三月半ばには最大七億五〇〇〇万ドル（八二五億円）の仮契約を交わした。

ファイザーとビオンテックが選んだ戦略は「同時並行」方式だった。通常の新薬は基礎研究から動物を使った非臨床試験、人を対象にした治験（第一相～三相臨床試験）で安全性と有効性を確かめ、当局に薬事申請をする。承認後、生産体制を整備して供給を始める。

だが、米独コンビは、安全性を確認する予備的な動物実験を行なうと、一挙に四つのワクチン候補の治験にとりかかった。ウイルスを迎え撃つ抗体を十分に産生できない候補は捨て、最良のものに絞り込んでいく。並行して生産体制を整えた。承認前の工場建設はギャンブルに等しい。審査機関の米国食品医薬品局（ＦＤＡ）は、いくら急いでいるといっても有効性、安全性のチェックで手抜きはしない。仮に承認が見送られたら数十億ドルをドブに捨てる覚悟で両社は並行プランを加速させた。まるでジェット機を飛行させながら機体整備をするような開発を完遂し、ｍＲＮＡワクチン「コミナティ」は世に送り出されたのだった。

水際立った手法と潤沢な資金、思い切った決断のどれが欠けてもイノベーションは起きなかっただろう。では、翻って日本のワクチン開発はどうなっているのか。出遅れは隠しようがない。政府関係者でさえ、「日本はワクチン開発において三周半遅れぐらいになってしまっている」と新型コロナ対応・民間臨時調査会のヒアリングに答えている。

凍結された日本のｍＲＮＡワクチン開発

しかし、あまり知られていないのだが、ｍＲＮＡワクチンについては、パンデミックの三年前、日本も十分な可能性を保持していた。そのまま開発を継続していたら事態は一変していたはずだ。

じつは、二〇一五年から一七年にかけて、日本でも感染症のｍＲＮＡワクチンのプロトタイプが作成され、動物試験で免疫原性（抗原などの異物がヒトや他の動物の体内で免疫応答を引き起こす能力）が確認されていたのである。逃した魚はとてつもなく大きかった。

その先駆的研究は、免疫学者で、国立研究開発法人医薬基盤・健康・栄養研究所のワクチン・アジュバント研究センター長だった石井健（現・東京大学医科学研究所教授）が製薬会社の第一三共と共同で主導していた。

当時、感染症のｍＲＮＡワクチン研究ではドイツのビオンテックと石井らに大きな差はなかった。いまやファイザーと組んで全世界にコロナワクチンを提供し、飛ぶ鳥を落とす勢いのバイオメーカーと日本のアカデミアはほぼ同等のポジションについていたのだ。

歴史に「ｉｆ」は禁句といわれるが、もしも三年早く新型コロナ感染症の大流行が起きていたら、石井らの研究はコロナに狙いを定めて治験へと進み、日本は大量のワクチンを輸出する側に回っていたかもしれない。が、そうはならなかった。治験の予算は凍結され、プロジェクトは「死の谷(研究開発が事業化できない状態)」に落ちてしまったのである。石井がふり返る。

「二〇一五年に韓国でMERS(中東呼吸器症候群)のアウトブレイクが起き、日本でも対策が急がれていました。第一三共さんがmRNAのテクノロジープラットフォーム(基盤技術の総称)の開発を一緒にやりたいと言ってくださり、厚生労働省に「緊急感染症対策」としてMERSウイルスのmRNAワクチン開発を提案して受け入れられました。MERSワクチンをモックアップ、模擬のワクチンとしてつくっておけば、本物の高病原性の感染症が日本に伝播しても抗原の塩基配列、アミノ酸配列さえあれば、すぐに最適のワクチンがつくれます。しかもRNAやDNAのワクチン製造には、大きなタンク設備は必要なく、小さな工場を全国にたくさん設けて対応できる。そういうストラテジーで臨んだのです」

従来の病原体を弱毒化した生ワクチンや、感染能力を完全に失わせたウイルス、細菌、その一部からつくる不活化ワクチンは、鶏卵や細胞でのウイルスの培養に時間がかかるうえ、数十トン規模の培養タンクが必要だ。

これに対し、mRNAワクチンはウイルスの遺伝子配列に応じて短期間に小さな設備で開発できる。ウイルスが変異してもゲノム情報があれば数週間以内に改良が可能。まさにモックアップ、後々の改良を見込んで最初に製作するプロトタイプに位置付けられる。

石井たちの開発は順調に進み、一年もたたないうちにMERSのmRNAワクチンができあがり、サルの実験でも非常によい免疫原性が得られた。さらにジカ熱や新型インフルエンザのmRNAワクチンのプロトタイプもこしらえる。いずれも動物実験で免疫原性を確認し、論文もまとめて、いざ臨床試験へ、とプロジェクトメンバーの志気は高まった。

が、しかし、厚労省に二〇一八年度予算で第一相臨床試験の費用、数億円を申請したところ、「ここから先はAMED（国立研究開発法人日本医療研究開発機構）か、企業とやったらいいでしょう」と突き放された。AMEDに問い合わせると、日本国内で発生していないMERSやジカ熱の研究に予算はつけられないと難色を示す。第一三共の尽力で、CEPI（感染症流行対策イノベーション連合）という国際的な官民連携パートナーシップにも打診するが、フェーズワン（第一相臨床試験）の終了が出資の条件といわれ、涙をのむ。

第一三共が一社で研究開発に投資するのはリスクは高かった。というのもワクチンの市場規模は医薬品全体から見れば小さく、感染症の流行が終息すれば製剤は在庫の山と化す。投資に見合う利益が望めない。第一三共は、MERSやジカ熱ではなく、別の適応疾患でmRNAワクチンの開発をAMEDに申請し、企業枠で採択された。研究は辛うじて、首の皮一枚でつながったが、推進役の石井は手を引いた。こうして日本初の感染症のmRNAワクチンは研究開発と実用化の間に横たわる「死の谷」に落ちてしまったのである。

「反省をこめて言えば、MERSのアウトブレイクは終わり、ジカ熱や新型インフルに活路を見出そうともしましたが、まだmRNAワクチンは新しい技術で、誰もが飛びつくものではありませんでした。準備しておこうという雰囲気はあったけれど、私も含めて本当にこれが必ず必要になるという危機感や、それを政府や企業に伝えて治験を働きかける気合が足りませんでした。そこが反省点ですね」と石井は語る。

こうして二〇一八年、日本のmRNAワクチンの開発は凍結されたのだった。

じつはこの年、ドイツのビオンテック社も研究開発が分岐点にさしかかっていた。免疫学者のウール・シャヒンと医師で腫瘍学者の妻オズレム・テュレジが設立したビオンテックは、二〇〇〇年代後半から一貫して、がんの免疫療法にmRNAの技術を活かそうとしてきた。がんは遺伝子変異に起因している。多様な遺伝子の変異が、がん細胞を異常に増殖させる。そうした変異に速やかに対応するにはmRNAを使った免疫療法、いわゆる「がんワクチン」がふさわしいと夫妻は考え、研究を積み重ねていた。

一八年夏、そこにインフルエンザのmRNAワクチンの開発が加わる。提案したのは提携先のファイザーのウイルス感染症研究者だった。ファイザー側はビオンテックのmRNAの生産能力の高さに目をつけ、毎年流行するインフルエンザのワクチン開発に技術を活用できれば、より速く、柔軟に対応できると期待した。背景には熾烈な競争がある。

世界のワクチン市場は四一七億ドル（四兆六〇〇〇億円：グローバルインフォメーション調査、二〇一九年）と推定されている。感染症の有病率の高さや、ワクチン開発への政府支援の増加で、年平均七パーセントの成長をつづけると予想されていた。世界市場の約九〇パーセントを四大製薬会社が占めている（グラクソスミスクライン社二四パーセント、メルク社二三・六パーセント、ファイザー社二一・七パーセント、サノフィ社二〇・八パーセント：「World Preview 2018, Outlook to 2024」）。ファイザーはメガファーマらしい貪欲さで、新分野の開拓を狙っていた。

ビオンテックはファイザーと四億二五〇〇万ドル（四七五億円）の契約を結び、インフルエンザ用ワクチンの開発、治験にステップアップした。

ここが日本と米独との運命の分かれ目だった。mRNAを基盤技術の中核に位置づけ、戦略的に資金を投じられるかどうかが、のちに新型コロナワクチンを一兆円ちかくかけて欧米の製薬会社から買うか、世界各国に売るかの差となって現れる。逃した魚の大きさは計りしれない。

ワクチン開発を拒む国の消極姿勢

ひと口に日本は周回遅れといっても、その裏には技術の種子が撒かれながら収穫にいたらなかったケースが無数に隠れている。国の戦略が問われるのはいうまでもないが、かつてワクチン開発国だった日本が、どうして海外のメーカーに依存するようになってしまったのか。ワクチンと時代の移り変わりから説き起こしてみよう。

戦後、日本は伝染病（感染症）の撲滅を掲げて復興に踏み出した。長く死因の第一位だった結核は特効薬ストレプトマイシンの導入で抑えられたが、発疹チフスや天然痘、ジフテリア、赤痢などの流行が断続的に続く。一九四八年に「予防接種法」が制定され、「罰則付きの接種」が義務化された。政府は社会防衛を最優先し、ワクチン開発に拍車をかける。感染症による死亡者が大幅に減っていく傍ら、予防接種による健康被害が続出した。一九七〇年には小樽保健所での集団種痘接種でゼロ歳児が脊髄炎を発症する。一九七三年、種痘やインフルエンザ、ジフテリア、百日咳、ポリオ（小児麻痺）などのワクチンで脳性麻痺やてんかん、知的障害といった重い後遺障害を抱えた患者と家族六二組が「東京予防接種禍訴訟」を起こす。提訴の波動は大阪、名古屋、九州と全国へ広がった。

ワクチン接種には副反応がつきものだ。たとえ一〇〇万人に一人の健康被害でも、当事者にとっては確率論では済まない過酷な現実そのものである。一九七六年、国は予防接種を「罰則なしの義務」とし、「健康被害救済制度」を創設する。一九八九年、ＭＭＲ（おたふく風邪・ハシカ・風疹の三種混合）ワクチンの接種で無菌性髄膜炎が多発して集団訴訟が提起された。ワクチンに使われたウイルスが十分に弱毒化されていなかったための発症で、予防接種への不信感が高まる。予防接種禍訴訟の原告勝訴が確定すると、国は方針を大転換した。一九九四年、予防接種を「義務」ではなく、「努力義務」に改め、「集団」から「個別」へと接種形態を変える。個人の選択に委ねる方向に舵を切った。

国の消極策は製薬業界の意欲を失わせる。世界に先駆けて水痘や日本脳炎のワクチンを開発してきた業界は新規の開発案件を止めた。しだいにワクチン未接種者が増え、二〇〇〇年代にはハシカや風疹が集団発生する。二〇〇八年に北海道で開かれた「Ｇ８主要国首脳会議」（洞爺湖サミット）では、事務局ホームページに「日本からハシカを持ち帰らないように、ワクチンを接種したかを確認し、まだの人は打ってきてください」と掲載される始末だった。

開発力の衰えを痛感した厚労省は、新型インフルエンザの流行（二〇〇九〜一〇年）を機に国産ワクチンの振興に手をつける。「新型インフルエンザワクチン開発・生産体制整備事業」と銘打ち、細胞培養法の製造工場の完成を期して四社に交付金を付けた。北里第一三共（現・第一三共バイオテック）三〇〇億円、化学及血清療法研究所（現・ＫＭバイオロジクス）と武田薬品工業、阪大微生物病研究会には各二四〇億円が助成される。

しかし、阪大微研は採算が合わず、早々と補助金を返還して撤退。北里第一三共は当初の期限までに必要な供給体制を整備できず、さらに五年粘って設備の改良に努めたが目標に届かなかった。二〇一九年に補助金の一部を返上したうえに遅延損害金を払って終止符を打つ。武田薬品とKMバイオロジクス(旧化血研)はハードルをクリアしたものの整備事業は惨憺たる結果に終わっている。気がつけば国産ワクチンは枯れ果て、日本は海外メーカーに頼らざるを得なくなったのである。

安全保障の一環としてのワクチン開発

二〇二一年春までに米、英、独、中、ロ、印の六カ国がコロナワクチンを製造し、世に送り出した。これらの国々と日本の間には開発動機に決定的な違いがある。それはワクチンを、国防や安全保障の一環ととらえるかどうかだ。遺伝子研究の世界的権威で、がんプレシジョン医療研究センター所長の中村祐輔は、一一年間の滞米生活の実感をもとに、こう指摘する。

「アメリカは常にバイオテロにさらされるリスクを考えながら、ワクチン、治療薬の開発をしています。新しい生物兵器で攻撃されたときにどれだけ早く対応できるかに国の命運がかかってるからです。コロナのパンデミックは一種の戦争状態ですから、国防の視点で軍産官学が団結してワクチン開発を進める。日本にはそういう意識がまったくありませんから、比較にならないぐらい開発基盤が弱い。バックグラウンドが全然違います」

バイオテロの危険性は東西冷戦の終結後に高まった。旧ソビエト連邦の生物兵器製造組織の技術者や情報が流出したからだ。ソ連崩壊後に米国に亡命した、生物兵器開発のリーダーで医学者のケン・アリベックは、自著『バイオハザード』で赤裸々に告白している。

「一九九〇年一二月、われわれはエアロゾルにした新型の天然痘兵器の実験を、ベクター（現・ロシア国立ウイルス学・生物工学研究センター）の爆発実験室のなかで行なった。実験は成功した。コルツォヴォ（ベクター所在地）に新しく建てた第一五号ビルの生産ラインで、一年に八〇トンから一〇〇トンの天然痘ウイルスを製造できることが、計算で明らかになったのだ。これと並行して、野心に燃えたベクターの若い科学者たちは、遺伝情報を改造した天然痘ウイルスを開発しており、われわれはその分野でもこの生産ラインを利用できないかと考えていた」

ＷＨＯが種痘の普及で天然痘を根絶したと宣言したのは一九八〇年だった。その一〇年後に自然界にはない天然痘ウイルスの開発が行なわれ、兵器に転用されていたことに驚きを禁じ得ない。一九九〇年代半ばには北朝鮮、イラク、イスラエル、イラン、中国、ロシア、インドなど一七カ国が生物兵器を所有している、と米国議会技術評価局（ＯＴＡ）は上院の聴聞会で発表した。その後、このリストにはさらに多くの国が加わっている。

そして二〇〇一年、イスラム過激派が旅客機でニューヨークの世界貿易センターを攻撃した「9・11同時多発テロ」の一週間後、米国でバイオテロ事件が起きた。テレビ局や出版社、上院議員に猛毒の炭疽菌が封入された手紙が送りつけられ、五人が死亡、一七人が負傷する。「事件直後、ＤＯＥ（米国エネルギー省）から検査会社に炭疽菌をできるだけ早く検出できる検査キットを開発しろ、と指令が出て、私の友人たちは一所懸命それをやっていました」と中村は回想した。

捜査は長期化し、ＦＢＩの捜査線上に浮かんだ容疑者は米陸軍基地フォート・デトリック内の陸軍感染症医学研究所の微生物学者、ブルース・イビンスだった。キリスト教原理主義者のイビンスは、封筒に炭疽菌とイスラム過激派を装った脅迫状を入れて犯行に及んだとみられる。証拠を固めたＦＢＩの告発が迫った二〇〇八年八月、イビンスは解熱鎮痛剤を大量服用し、自ら命を断った。米国では、この炭疽菌事件後、「公衆の健康安全保障ならびにバイオテロへの準備および対策法」（バイオテロ法）が制定され、米国向けの輸出食品に厳しい規制がかかる。国際社会はバイオテロを、いま、そこの危機として受けとめた。

生物兵器は国際条約で禁じられており、憲法で平和主義を謳う日本がそれに手を出すことは許されない。戦中、陸軍軍医・石井四郎率いる「七三一部隊」が中国で犯した人体実験の蛮行の記憶も残る。さりながら、国民の生命を守る「専守防衛」の観点からのワクチンや治療薬の開発の議論はもう少し高まってもいいのではないだろうか。

国産ワクチン開発と「倫理の壁」

ｍＲＮＡワクチンの研究を凍結された石井健は、二〇一九年一月に東大医科学研究所に移った。ラボを立ち上げて研究者を集め、実験ができる環境が整ったところで、運命の皮肉を味わわされる。コロナのパンデミックが起きたのだ。東大医科研の先輩教授や、東大病院の医師からもｍＲＮＡワクチンの研究を進めるよう激励される。手を離れた開発は、第一三共の研究者が地道にＡＭＥＤのプログラムで続けており、首の皮一枚でつながっていた。一度、逃がした魚がふたたび近づいてきたのである。石井と第一三共は、コロナのｍＲＮＡワクチンの開発に着手した。周回遅れと言われながらも、着実にハードルをクリアする。

そして、二〇二一年三月下旬、健康な成人一五二人を対象に第一相の治験を開始した。石井は「動物実験では完璧です。ファイザーや、モデルナのワクチンに引けをとらないものができたと思う。ただ、臨床試験をしなくては本当のところはわからない。一年遅れで彼らと同じスタート地点に立てました」と感慨深げに語った。二二年中の供給を目ざしている。

では、これで国産ワクチンの開発が一気に進むかというと、ことはそう簡単ではなかった。第一三共のほかに塩野義製薬など数社もそれぞれの手法で臨床試験に進んだが、いずれも後発メーカー特有の難題にぶつかった。それは「倫理の壁」である。

二〇二一年四月一六日、内閣府で開かれた「医薬品開発協議会」（議長・和泉洋人首相補佐官）で参考人の塩野義製薬社長・手代木功は「ワクチンの普及で、プラセボ（偽薬）対照の試験が実施できなくなる可能性がある」と窮状を訴えた。通常の治験では大規模な第三相試験で、偽薬と比較してワクチンの有効性、安全性を最終確認する。ファイザーは、偽薬とワクチンをそれぞれ二万人以上に投与して国際共同第三相試験を行なった。二〇年一二月にファイザーが発表した試験データでは、コロナ感染歴のなかった三万六五二三人のなかで発症したのは一七〇人。そのうち八人がワクチン群、一六二人が偽薬群で発現しており、ワクチンの有効率は九五パーセントと計算されている。

そこで浮上する倫理的問題は、被験者に偽薬を打ってコロナに感染させることだ。確実に何人かが重症化する。ワクチンも治療薬もない緊急事態下ならば「公益」のために偽薬投与も認められる。

だが、すでに六カ国でワクチンは完成し、世界中で打たれている。わざわざ偽薬で感染者を増やすのは許されない、という倫理的な壁に直面し、後発の開発は立ち往生してしまうのだ。

この壁を突破する方策はないのだろうか。石井は、こう語る。

「第三相試験の代わりに先行するワクチンと、中和抗体価（ウイルス感染を阻もうとする抗体の量や強さ）などを比べて免疫効果があることを示す。あるいは人工的に十分に制御した状態で一〇〇人程度の若いボランティアにワクチン候補を投与して感染実験を行ない、有効性、安全性を検証する。何万人もの人にプラセボを投与するよりも近代的で、安全です」

制御した感染実験は、一般に「ヒューマン・チャレンジ試験」と呼ばれており、英国ではすでに承認されている。過去にも腸チフスやコレラの治療薬、ワクチン開発のために被験者を病原体にさらす研究が行なわれた。「ボランティアには大金を払ってもいい。とてもイノベーティブな手法であり、日本のワクチン開発の潮目を一気に変える」と石井は力説する。

ただし、腸チフスやコレラは治療可能だが、コロナの治療法はまだ確立されていない。若者でも重症化する恐れがあり、長期的影響も未解明で、懸念はつきまとう。その後、厚労省は、偽薬を使わず、既存のワクチンと国産の開発中のものの「中和抗体価」の比較による効果証明を選んだ。この方法なら治験参加者を数千人に減らせる。しかし新型コロナワクチンの開発では過去に例がない。厚労省は国際的信用を得ようと約三〇の国と地域の薬事規制当局の国際連携組織「ＩＣＭＲＡ」での協議、調整に入った。リスクとベネフィットの相克のなかで、日本が負の連鎖を断ち、開発体制を整えるにはどのような戦略が求められるのか。

「今後、未知の病原体に備えて、新次元のワクチンデザインが必要です。たとえばワクチンの要素をモジュール化し、いざというときに備える。その場合、内向きのオールジャパンで閉じてはいけない。グローバルにつながり、国内にないモジュールでも、シンガポールやロンドン、カリフォルニアにあれば、すぐに入手できるようにする。もう一つは、オープン・イノベーション。透明性を担保してデータを国際間でシェアすること。いずれも成果をタダ取りされないようアライアンス（戦略的提携）は必須です。小さいながらも私の研究室ではそうしています。グローバルかつオープンな研究を、一〇年かかろうが若い人が中心になってやるべき。国民のワクチン忌避に対しては公益とリスクの視点からの教育が欠かせません。効くワクチンを打たないのは、満員電車でマスクをせず、咳をするようなことなのです」

石井の言説は、世界の最先端を知る免疫学者らしい説得力を持つ。ワクチンのモジュール化は斬新だ。ただ、国民のワクチン忌避の底流には副反応の問題が横たわっている。

副反応と個人の選択

日本政府が、ワクチン調達に焦燥感を募らせた裏には、ＥＵとの争奪戦のほかにもう一つの要因がある。副反応の問題だ。二〇二一年四月四日時点で、欧州薬品庁（ＥＭＡ）のワクチン副反応監視システムには、アストラゼネカのワクチン接種後に脳静脈洞血栓症（ＣＶＳＴ）一六九件、内臓静脈血栓症（ＳＶＴ）五三件の発生報告が寄せられていた。それまでにアストラゼネカのワクチンは英国とＥＵ圏内で三四〇〇万回接種されており、ＥＭＡは「重い血栓症は極めて稀」で、「接種がもたらす利益がリスクを上回る」と発表した。使用制限の勧告こそしなかったが、EU内に衝撃が走った。

デンマークはアストラゼネカ製の使用を完全に止め、英国は四〇歳以下の若年層には別のワクチンを推奨する。日本も対応を変えざるを得なかった。ファイザーと並ぶ大量供給源であるアストラゼネカのワクチンは承認してもすぐには使えない、と厚労省は判断する。下手をすれば六〇〇〇万人分が宙に浮きかねない。首相がファイザーのCEOに電話で追加注文をした裏にはそういう事情もあった。五月、厚労省はモデルナとともにアストラゼネカのワクチンを特例承認したが、使用を控えた。

厚労省でワクチンを担当する技官が語る。

「副反応で血栓症になった場合の治療法を明確にしないと安心して使っていただけません。そこをしっかりつめます。ただ、アストラゼネカのワクチンは、承認前の治験(臨床試験)の段階からいろんな情報が出ていた。有効性もファイザー製が九〇パーセント以上に対し七〇パーセント程度。それでも十分に有効なのですが、欧米に比べればかなり低い日本のまん延状態で、ぜひ使いましょうとすべきか、丁寧に吟味しています。過去には承認後もペンディング状態のワクチンはたくさんあります」

しばらくしてファイザーとモデルナのワクチンが不足し、七月末、国はアストラゼネカ製を原則四〇歳以上、とくに必要がある場合は一八歳以上に使うと発表した。

副反応の問題は、アストラゼネカ製に限ったことではない。ファイザーの「コミナティ」、モデルナのmRNAワクチンでも接種後、短期間で重篤、死亡に至るケースが現れている。

接種後の重いアレルギー反応＝アナフィラキシーショックや、死亡例は、医療機関やメーカーから厚労省の「厚生科学審議会予防接種・ワクチン分科会副反応検討部会(以下、副反応検討部会)」に報告され、資料が定期的にホームページにアップされている。

七月七日、第六三回副反応検討部会で、コミナティ接種後「一定期間」に亡くなったケースが、二月一七日の接種開始から七月二日までに「五五四件(人)」と発表された。そのうち専門家が評価している四五三件のうち、九九パーセントの四五一件が「情報不足等によりワクチンと症状名との因果関係が評価できない」、つまり「不明」で片づけられている。「因果関係が否定できないもの」はわずか一件だ。これだけの人の死因が「不明」のままになっている。

二月一七日~七月二日の推定接種回数は四三九九万回なので、一〇〇万回接種当たり一二・六人が死亡している。この死亡頻度(リスク)を、どうとらえればいいのだろう。私は、名古屋大学名誉教授で名古屋小児がん基金理事長の小島勢二に見解を求めた。

小島は、一九七六年に名古屋大学医学部を卒業し、公立・公的病院勤務を経て、一九九九年に名古屋大学小児科教授に就いている。再生不良性貧血などの難治性血液疾患や、小児がんの病院研究および治療法の開発に努めた。急性リンパ性白血病に対する自家CAR-T細胞療法や次世代シークエンサーを用いたゲノム診断などの先端医療の開発を先導。発表英語論文数は四四〇編、総引用回数は一万五〇〇〇回を超える。コロナのワクチン開発に不可欠な遺伝子技術や免疫作用に精通しており、いまも小児科クリニックでワクチン外来を担当している。臨床と研究の両面で、ワクチンをもっともよく知る医学者の一人だ。

「一〇〇万回当たり一二・六人」が亡くなる頻度について、小島は、こう語りだした。

「日本では毎年、季節性インフルエンザの予防接種が五〇〇〇万回ほど行なわれますが、死亡報告は一けた。一〇〇万回当たり〇・一から〇・二なので、コロナワクチンの死亡例はざっと百倍以上です。ただし、コロナワクチンは高齢者の接種が多く、インフルエンザは小児も含まれている。対象年齢の違いを反映しているのかもしれません。そこで、副反応検討部会の資料から、医療従事者への接種における死亡報告の頻度を調べました。医療従事者は健康ですし、年齢層は二〇～七〇歳。すると一〇〇万回当たり六・二人。やはり高頻度です」

日本の年間死亡者数は約一四〇万人、毎日三八〇〇人以上が亡くなっている。医師のなかには、〈ワクチン接種者のほとんどが高齢者だから接種後に偶然亡くなる人が相当数いる。むしろ約四四〇〇万回も接種してこの程度なら少しも多くない。自然死の誤差の範囲内に収まる〉という意見もある。

「確かに高齢者への接種が多い現状では、そのようなケースも含まれていると思います。ただ、ワクチン接種が死亡に影響しないのであれば、接種後の死亡報告はほぼ毎日一定のはずです。そこでワクチン接種後三週間の毎日の死亡報告数を調べてみました。そうすると接種当日の死亡が二五人、翌日が九八人、翌々日が五四人と接種一週間内に明らかな集積がみられ、七日目以降はほぼ一けたとなっています。一日一〇人までの死亡は（ワクチン接種が影響しない）ベースラインに含まれると思いますが、接種一週間以内の一日一〇人を超える死亡は、ワクチン接種と何らかの関係があると考えるのが自然でしょう。接種一週間以内のベースライン以上の死亡者の数、つまりワクチン接種による超過死亡と推定される数は、二〇〇人に達します」

と、小島は解説した。もしも、ワクチン接種と死亡に関係があるとすれば、死因は何か。

「接種後の医療従事者の死亡の原因をみると、血管が破綻したことによる出血や、血管が詰まってしまうことで起きる塞栓、梗塞が目立ちます。それで、ワクチンを打った二〇～七〇歳の医療従事者と、(ワクチンを接種していない)同年齢層の一般人口における出血性脳卒中のリスクを比べてみました。するとワクチン接種者のほうが非接種者より九・五倍リスクが高いことがわかった。出血性脳卒中の増加は、ワクチン接種で急激に血圧が上昇したことが引きがねになったのだろうと考えられます」

ワクチン接種後の死亡者数は、二〇二一年九月二四日までにファイザーのコミナティで一一九八件、モデルナワクチンで三五件、合わせて一二三三件に増えた。その九九パーセントが、相変わらず「情報不足等によりワクチンと死亡との因果関係が評価できない」とされている。

死亡者の多くは高齢者だが、若い世代も含まれる。たとえば、三月一九日に接種して四日後に亡くなった二六歳の医療従事者の女性は基礎疾患がなく、診察した医師は死因を脳出血と診断している。ところが、副反応検討部会の専門家は、次のような評価コメントをつけ、ワクチンとの因果関係を「不明」としている。

「死亡時画像診断(ＣＴ)にて小脳半球から小脳橋角部にかけて石灰化を伴う血腫を認めており、脳動静脈奇形や海綿状血管腫の存在が示唆されるが、特定のためには剖検などのより詳細な情報が必要である。脳出血による死亡とワクチン接種の因果関係は評価不能である」

茶毘に付された後で解剖、検査が必要といわれてもどうしようもない。

亡くなった女性と家族の無念さはどこにぶつければいいのだろうか。

日本ではワクチン接種の健康被害に対し、「予防接種被害救済制度(一九七六年制定)」が設けられており、死亡は一時金約四四〇〇万円、障害は年約五〇〇万円の障害年金と医療費自己負担分を併せて支給される。ただし、給付は因果関係が認められた例に限られており、「疾病・障害認定審査会／感染症・予防接種審査分科会」が、その審査に当たる。審査には長い時間がかかり、審議の内容は開示されず、給付申請へのイエス、ノーの結果のみ公表される。では、四〇年ちかく運用されてきた被害救済制度で、副反応で亡くなった人がどのぐらい救われているのか。厚労省が公表している「予防接種健康被害認定者数(二〇一九年末現在)」の数字を見て、私は目を疑った。

因果関係を認められ、死亡一時金を支給されたのはわずか一四二人なのだ。痘瘡、三種混合(ジフテリア・百日せき・破傷風)、麻疹、ポリオ……さまざまなワクチンの予防接種の後に多くの人が亡くなっているが、なかなか認定されていない。インフルエンザの予防接種を例にあげれば、二〇一三年～一九年の流行期の合計だけでも四一人が命を落としているけれど、過去に一時金を払われたのは二二人。認定の高い壁がそそり立っている。リスクとベネフィットを比べれば、コロナワクチンを接種したほうがいいにしても、接種後の死亡原因の探求とその情報開示、万一の補償は大前提だろう。

第9章　死の淵からの帰還

変異株と第四波

新型コロナ感染症の「第四波」が大阪に医療崩壊をもたらし、全国へと広がっていた。

二〇二一年四月、英国で最初に発見された「N501Y」という変異のあるウイルスが猛威をふるう。アルファ株と呼ばれる、このウイルスはスパイクタンパク質の五〇一番目にあるアミノ酸がN(アスパラギン)からY(チロシン)に変わったものだ。国立感染症研究所の分析によれば、アルファ株の「実効再生産数」(感染が拡大している環境下で一人の患者が平均して直接感染させる推定人数)は、従来株よりも平均で一・三二倍高い。感染の約九割がアルファ株に置き換わった大阪府では、「第三波」の約三倍の速さで重症者が増えていた。四月二二日時点で、大阪府の重症患者数は三二八人。大阪府が確保した重症病床は二四一床しかなく、患者数が病床数を上回る。重症患者のうち三五人は、軽症・中等症の受け入れ病院で治療を受けていた。

一般に軽症・中等症を診る病院は重症患者に必要な人工呼吸器を備えていない。まして重篤な患者に装着されるエクモ（体外式膜型人工肺）に職員は触ったこともないだろう。十分な治療はとても望めない。厚生労働省のアドバイザリーボードは、四月一四日の会合で大阪府の重症者はいずれ四〇〇人を超える、と試算を示した。「見殺し」の三文字が脳裏に浮かび、背筋が凍りついた。

そうした状況で政府は、海外から選手、関係者を招く東京五輪の開催にこだわり、世論調査では七割の回答者が五輪の中止・再延期を求める。政府と国民の意識がねじれたまま時間が刻々と過ぎてゆく。新型コロナ感染症は風邪や季節性インフルエンザと同一視できない。感染者の二パーセント前後が重症化する凄まじい病気だ。その長期的な症状や後遺症も、わからないことだらけである。変異株は若年層にもダメージを与え、重症化率が約五パーセントに達するという調査結果もある。

重症化した患者は、医療従事者の懸命なサポートを受けながら、自らの生命を懸けてウイルスと格闘している。そのたたかいに敗れ、すでに一万人ちかくが亡くなっていた。

東アジア諸国のなかで日本の死亡者数は突出して多い。中国、韓国、台湾、シンガポールなどの人口当たりの死亡者は日本よりもずいぶん少ない。生と死をわける、ぎりぎりのところで患者は何を感じ、ウイルスとどうわたり合うのか。もっとも厳しいたたかいをくぐり抜けて、死の淵から帰還した男性が、長いインタビューに応じてくれた。

コロナの埋火

吉村洋文大阪府知事が記者会見で三度目の「緊急事態宣言」の可能性に触れた四月一四日、北摂地域で暮らす加藤隆之が、後遺症の痛みに耐えながら、静かに語り始めた。

「第三波の感染爆発の直前に僕は発症したので、保健所も、最初に入院した市立病院も、悪化して転送された救急救命センターも態勢に少し余裕があって、九死に一生を得ました。もしも保健所への連絡が数時間遅れて入院先が見つからず、在宅療養していたら、間違いなく死んでいた。いまならダメでしょう。間一髪でした。救ってくれた医療従事者の方々には感謝してもしきれません。コロナで死にかけて生き残った者のせめてもの役目として、自分の体験をお話しします。多くの人にコロナについて知ってほしい。実名でかまいません」

加藤は六一歳、長く重症心身障害児(者)の施設長を務め、二〇年の春に定年退職したばかりだ。感染前は身長一六九センチ、体重九〇キロで肥満の範疇に入っていた。もっとも、不活発なタイプではなく、スキー指導員の資格を持っており、二一年一月から三月にかけて志賀高原でスキー学校を開く予定だった。四月からは精神に障害がある人を支援するNPOで働くことが決まっていた。アマチュアのロックバンドのギター奏者としても知られ、酒は一滴も飲まず、若いころに吸っていた煙草は、二〇年前にすっぱり止めている。第二の人生のスケジュール帳は、びっしり書き込まれていた。

だが、……二〇二〇年一一月下旬にコロナを発症、一命はとりとめたが、予定はすべて吹き飛んだ。四カ月以上に及ぶ入院生活を終え、三月下旬に退院した。左腸腰筋に握りこぶし大の血腫(出血によって組織内に血液がたまり、凝固してこぶ状に腫れたもの)が残り、左脚が麻痺して動かない。杖をついて歩く。血腫はエクモ装着中の出血の合併症で生じている。大量の出血はカテーテル治療で止められたが、血腫が残った。エクモで救われた命の代償を、退院後も払わねばならなかった。家に帰ってからも左腰の痛みはとれず、37・5℃前後の熱が出る。天気の悪い日はとくに体調が崩れやすい。血腫は保存して消えるのを待っているが、先が読めない状態だった。

「血腫を取り除いたら神経の麻痺がなくなるのかどうかわかりません。癒着もあるかもしれないので、血腫は保存して吸収されるのを待ちましょう、となりました。でも、二月の検査では一割ぐらいしか小さくなっていませんでした。次の検査は半年先です。リハビリをしてくれた作業療法士の方が学会で聞いた話では、僕のような事例は少数だけどコロナで出ているらしい。大腿筋の麻痺に関しては専門医がいないそうです。退院から三週間経ちましたが状態は変わりませんね。外出したのは、まだ三回ぐらい。歩くのが不安定で、ちょっとした下り坂でも怖い。転倒すると骨折のリスクがあるので、なかなか外出できないのです」

人間の体内に残されたコロナの埋火《うずみび》は、いつまでもくすぶりつづける。遺伝子レベルで人類の存続を揺さぶるウイルスの遺言状を執行しているかのように……。

発症からコロナ治療へ

場面を、発症したころに戻そう。加藤が体調に異変を感じたのは、二〇年一一月一八日前後だった。頭痛がして微熱が出た。

妻は身障者の介護職に就いており、同居人の変調にはすぐに対応しなくてはならない。もしも妻が働く施設に病原体が持ち込まれたら、集団感染のリスクが高まるからだ。千葉県の障害者入所支援施設では、感染者一二一人のクラスターが発生している。家庭に緊迫感がみなぎった。

一一月一九日午前一一時、加藤は地元のかかりつけ医に電話で相談し、医院の裏口から入ってインフルエンザ検査を受け、陰性と判定された。事情を説明すると関西メディカル病院を紹介され、一四時にＰＣＲ検査を受ける。翌二〇日一四時、保健所から電話で陽性判定の連絡が入り、疫学調査に応じた。発症日とされる一六日の二日前から接触した人と場所を聞かれ、答える。濃厚接触者は家族三人と友人五人。全員がＰＣＲ検査を受け、妻は陽性反応が出てホテルの宿泊療養に移った。他の濃厚接触者は陰性だった。

電話で加藤の行動履歴を確認していた保健所職員の声のトーンが、喫煙歴を聞き取って変わった。「二〇年前に煙草は止めた」と胸を張り気味に加藤が言うと、それまでどのぐらい吸っていたかと聞き返される。「ショートホープを一日四〇本、二〇年間」と答えると、「すぐに入院してください」と切迫した声で言われた。喫煙によって肺機能が低下している。体重も重い。一一月二〇日の一六時に市立病院に入院した。

その日、大阪府の一日の新規感染者数は三七〇人で重症病床の使用率は四割弱だったが、知事の吉村は「五人以上、二時間以上の宴会・飲み会」「高齢者、基礎疾患のある人の不要不急の外出」の自粛を呼びかけていた。のちに変異株が増えた第四波のなかで知事が自身のツイッターで不要不急の外出自粛を求めるのは新規感染者数が六五〇人を突破したあとになる。緊急事態宣言の解除にこだわり、自粛要請の判断が遅れたと批判を浴びている。

市立病院に入院した加藤は、コロナ病棟の個室に入った。体温は37・5℃。直ちにレントゲン撮影、激痛を伴う動脈血液検査（太腿のつけ根から採血）、ＣＴ撮影が行なわれる。血中の酸素飽和度と脈拍数を測るパルスオキシメーターと体温計、血圧計など二四時間モニターが装着された。主治医は「肺にウイルスがひろがって肺炎が重症化すると手の施しようがなくなる。そうならないよう、この一週間、できる限りの治療をします。ごくまれに突然、急変するケースがあります」と説明し、酸素吸入を看護師に指示した。加藤は「どうして酸素を吸うのかな」と腑に落ちなかった。まったく息苦しくないのである。だが夜の帳《とばり》がおり、正常値は九六〜九九パーセントとされる酸素飽和度が九四まで下がり、ナースステーションのアラームが鳴った。

ベッドサイドに駆けつけた看護師が、モニターを眺めて「あなたは呼吸が止まっていますよ。睡眠時無呼吸症候群ですね」と言う。ふだんから低酸素の状態に慣れているせいか、「ハッピー・ハイポキシア（幸せな低酸素症）」の傾向がみられた。手厚いケアのもと、抗インフルエンザ薬のアビガン、吸入ステロイド喘息治療剤のオルベスコ、エボラ出血熱の治療のために開発されたレムデシビル、ステロイド薬のデキサメタゾンなどが投与される。教科書どおりの新型コロナ治療であった。

体温は36℃台に下がり、血液検査の炎症反応も正常、肺のレントゲン写真にも悪化の兆候は見られなかった。山場の五日間が良好に推移し、感染力が消えるとされる一〇日が過ぎる。厚労省は症状が出た患者の退院基準を「発症日から一〇日間経過し、かつ、症状軽快（解熱剤を使用せずに解熱しており、呼吸器症状が改善傾向）後七二時間経過した場合」と定めている。基準にピタリと当てはまった。

急変、エクモ装着

一一月三〇日、加藤は自分で身の回りのものをまとめ、退院の手続きをしてタクシーで帰宅する。ＰＣＲで陽性と判定された妻はホテル療養中で留守だった。

家に着くと、……地獄の釜のふたが開いた。

「一〇日間、ほぼベッドに横たわっていたので筋力が落ちていました。その自覚がないまま家の階段を上ろうとしたら上れない。息がきれて、ぜいぜい苦しくて何度も止まった。その日の晩から熱が出て、翌日、39・7℃まで上がった。寝ていても熱は下がりません。一二月二日の朝九時に保健所に電話したら、一〇時に救急車が来て、退院したばかりの市立病院に搬送されました。こんどは絶対動くなとクギをさされ、生まれて初めて尿と簡易便器での排泄です。恥ずかしくて辛かった。ただ、寝ていれば全然苦しくないんです。それでトイレに行こうと、固定式の点滴がついているのを知らずに引きずって失禁。申しわけないことをしました。部屋を汚染したので看護師さんに怒られ、別の個室に移していただきました。何度も言いますが、ハッピー・ハイポキシアで苦しくなかったんですよ」

呼吸苦を感じない加藤の体内では自己免疫機能の暴走、サイトカインストームが起きていた。サイトカインストームは、免疫応答を調節する生理活性物質(タンパク質)であるサイトカインのうち炎症性サイトカインが感染症などで大量に産生されて生じる。おびただしい量の炎症性サイトカインが血液中に放出されると、過剰な炎症反応がひき起こされ、いろいろな臓器に致命的な傷害が生じることがある。極めて危険な生体防御反応だ。

一二月四日、朝の血液検査で異常な炎症反応が出た。酸素飽和度は八五を切る。主治医は「抵抗力が低下して肺炎が進行している。検査でかなり厳しい数値が出ているので気管挿管しましょう」と加藤に告げる。考える間もなく、「はい」と答えた。気管挿管は人工呼吸管理に入る前段階で全身麻酔をかけて行なう。一〇時四三分、ホテル療養中の妻に「いまから気管挿管するらしいよ」とメールを送った。妻は夫の状態を想像して愕然とする。まさかそれほど悪化しているとは思ってもいなかった。

そのメールを最後に、加藤から妻への連絡はぱたりと途絶える。気管挿管の麻酔で眠ったまま鎮静が継続され、二週間の時間が流れるのだ。

生と死の境で加藤は深い眠りに落ちていった。

市立病院の主治医は、気管挿管をするや否や、エクモ治療ができる医療機関を探し回った。私立の大学病院が受け入れ可能だったが搬送に一時間かかる。それまでもたない、と判断し、近くの病院に当たった。二〇分で患者を運べる救急救命センターにエクモが一台空いていた。そこへ加藤を送る。主治医や看護師たちは「生きて帰ってくるのは難しいかもしれない。何とか助かってくれ」と祈るような気持ちで送りだした。

救急救命センターのICU（集中治療室）に収容された加藤は即座に「V（静脈）－V（静脈）エクモ」を装着された。これは足のつけ根の静脈にカニューレと呼ばれる管を入れて特殊なポンプで抜いた血液を膜型人工肺に送り、酸素を取り込ませ、炭酸ガスを追い出した後、送血回路から首の静脈に戻す、肺の代行システムである。

ホテルで療養していた妻は、夫の気管挿管で驚き、間を置かずにエクモ装着の連絡を受け、血の気が失せた。とっさにタレントの志村けんを思い浮かべた。志村は東京の名の知れた感染症指定医療機関に入院したが、エクモ治療の甲斐もなく、逝去している。救急医の内輪話によれば、エクモ治療のカニューレの選択に問題があったという。夫もこのまま、会えずに亡くなって火葬され、骨になるのではないかと不安と恐怖で震えた。

数日後、加藤の血圧が急激に低下し、後腹膜からの出血が確認され、大量の輸血が行なわれた。エクモを回すためには、血液をさらさらにして血栓をできにくくする抗凝固薬が使われる。血を止めるのに必要な血栓を抑えるので、「出血しやすい」「出血すると止まりにくい」という副作用が生じる。病状は一進一退だった。

「もう一つの世界」

加藤は鎮静薬を投与されて眠り続けている。じつは、深い眠りのなかで「もう一つの世界」にどっぷりと浸っていた。それは鮮明でリアルな夢だった。脳は絶えず活動していたのである。

「ICUで意識がないときも、ずーっと夢を見ていました。アメリカの殺し屋が病院でピストルを出して、救急搬送されている僕を脅すんです。僕は動けないからコロコロと近くの自衛隊基地まで転がって、ここで撃てーって。殺し屋が駆けつけてくるとヘリ部隊が空爆しました。すごく燃えていて、それを隣のラーメン屋で僕は眺めている。あるいは、兄嫁が財団をつくって中国の医療ロケットに僕を乗せて宇宙空間に送ってくれました。無重力状態で肺のなかのウイルスを浮かせて機械で吸収する。一五〇億円かけてね。どうして助けてくれるんですかと尋ねたら、あなたのお母さんに助けなさいと言われたからよ。ああ、そうですかと会話しました。一九七〇年代のロックみたいにぶっ飛んでいますが、すべて鮮明につながっています。そのなかで妻はコロナが悪化して死んだと教えられたんです。葬式も済んで、義母の「はよかえっておいで」という声だけ聞こえる。ところが病院の看護師さんが帰してくれない。映像としてはっきり残っています。夢だけど、僕にとっては現実だったんです。もしも、あのままあの世にいっていたら、あの映像はどこかでプツッと切れていたんでしょうね」

一種の臨死体験なのだろうか。鮮明な映像は加藤の脳内にしっかりと刻まれた。

一二月九日、加藤のケアを担当していた看護師は、家族向けの「ＩＣＵダイアリー」に写真付きで次のように記している。

「昨日から腹臥位療法(うつぶせで寝ること)をはじめました。エクモがついているので、医師、看護師、臨床工学技士の総勢八名で実施しています。朝九時〜夜九時の約一二時間、うつ伏せで過ごしてもらっています。背中の肺がしっかり広がるようになり、肺に良い効果をもたらすといわれています。みんなでがんばりますのでよろしくお願いします」

生と死の境界で揺らめいていた命の炎は徐々に生の側へと傾いていく。

一二日、ついにエクモの装置が外された。一四日、左腸腰筋から出血し、大量の輸血が行なわれる。二度の出血で全血液の約半分が失われて、カテーテルで止血される。一九日、加藤の目がうっすらと開いた。二一日に気管挿管を抜管すると、翌日には理学療法士が病室に入ってベッドの端に座るリハビリが始まる。そして、二四日。救命センターから市立病院に加藤は「下り搬送」されたのだった。

医師や看護師たちは目を見張って「お帰りなさい。よかったねぇ。よく帰ってこられた。すごいね」と喜んで迎えている。当の本人は「何を言うてんのかな。そりゃ帰るわいな。家に帰るんや」と内心思いながら、ベッドサイドに来た看護師に、喉の筋力が落ちて声にならない掠《かす》れ声で「殺し屋がくる。窓、閉めて。排気口から、黒いもの、出てるでしょ。あっ、引っ込んだ」と告げた。もう一つの世界が鮮やかな映像とともによみがえった。

「加藤さん、いま、何月、何日の、何時かな」

と、看護師がゆっくりかんで含めるような口調で聞く。

「時計が逆に動いてて時間、わからへん。もう年を越してて、お正月やろ」

「まだクリスマスやね」

「うちの連れ合い、死んだんやろ。葬式、終わったんやろ」と加藤は何度も聞き返す。

「生きてるよ。生きてる。面会禁止で来られへんけど、生きてるからね」

事情を知らない者は、それを幻覚とかせん妄、意識障害と簡単に言うけれど、ＩＣＵで麻薬的作用もある鎮静剤を投与された患者は、たとえ動けなくても夢という、もう一つの世界を生きている。

そこから日常の現実に帰ってくるには看護師の人間らしい助けが必要だった。

年が明けて、二〇二一年一月四日。一般病床に移っていた加藤を、看護師が呼びに来た。加藤が車いすで廊下に出ると、一〇メートルほど離れたナースステーションの前にマスクをした女性が立っていた。胸の前で小さく手を振っている。涙が、とめどなく溢れた。

「みんな、妻が生きてると言っていたけど、嘘をついていると思っていました。生きているなんてうそや、と思い込んでいた。映像がしっかり頭に残っていますからね。その死んだはずの妻と、離れていたけど実際に再会できたんです。僕、人前で、あんだけ大声で泣いたのは初めてですわ。声を上げて泣きましたよ。連れ合いは、クールな人ですから、こいつなんで泣いてんねん、と冷たい目で見てましたけどね。ははは。あのとき初めて、俺、生きてるんやって実感しました。生き返ったんやと、ようやく思えたんです」と加藤は思いの丈を披瀝した。

廃用症候群とのたたかい

涙は過酷な幻覚を洗い流した。が、しかし、コロナに侵された自身とのたたかいは、そこから本格化する。「廃用症候群」の克服、つまりリハビリが待っていたのである。

廃用症候群とは、病気や負傷で長期間、安静状態がつづいたことによる身体能力の大幅な低下や、精神状態の悪化をいう。筋肉がやせ衰え、心肺機能は著しく下がり、発語もままならない。ひと月以上、ベッドに横たわっていた加藤の体重は七〇キロ台に落ち、市立病院に戻ったとき、スマホも持てなかった。力がないのでナースコールが押せない。車いすから立とうとしても脚に力が入らず、がたがた震えるばかりだ。声も出せなかった。一〇秒間、息を吐きつづけられず、心臓が早鐘のように打つ。加えて左腸腰筋の血腫で腰に激痛が走り、熱が出て一睡もできない。

身体機能の回復には三カ月かかると宣告され、一月八日、リハビリ病棟に移った。理学療法士(PT)、作業療法士(OT)、言語聴覚士(ST)に導かれ、機能回復の訓練に入る。PTは全身の筋力の向上、OTは在宅復帰をめざして衣類の着脱や入浴などのトレーニング、STは喉や舌の筋力アップによる発語と咀嚼《そしゃく》、嚥下《えんげ》のプログラムを担当する。毎日、三種類のリハビリを数時間ずつ、土日も休まず、連続して行なわねばならなかった。

加藤が懸命にリハビリに取り組んでいたころ、街中では第三波が荒れ狂っていた。

大阪府は、「大阪コロナ重症センター」にようやく一二〇人の看護師を全国から集め、三〇床の病床をフル稼働させていた。ここでも医師や看護師は患者の容態の急変に意識を集中させている。重症センターで看護にあたったナースは、こう証言した。

「筆談ができていた患者さんが、ある日、突然、書けなくなった。字が乱れて読めない。バイタルサインは正常なんですけど、気になって医師にレントゲン、CTを撮ってほしいと頼んだら、小さな脳梗塞が見つかりました。そちらの治療も併せて行ないましたが、新型コロナはやはり血栓ができやすいんですよね」

重症センターの病床は患者で満杯となった。一方で回復した患者を搬送する病院が見つからず、リハビリが必要な人が滞留してしまう。人工呼吸器をつけて鎮静剤を投与され、死力をふり絞っている患者の横を、回復した患者が所在なげに歩いている。不思議な光景が展開された。リハビリができる一般の病院への転送は、社会復帰に向けた重要なステップなのだが、一つ一つの対策がぶつ切りでつながらない。大きな回路が組めていなかった。

加藤はリハビリ中、認知症の人の多さに驚いた。リハビリ棟のなかで大声を出したり歩き回ったりする人があとを絶たない。夜中に看護師を呼びつけて怒鳴る人もいる。

「相部屋の認知症の方がね、車いすで僕のベッドの横にきて「おまえ、朝の七時からリハビリやって挨拶なしか」と因縁つけてきはってね。リハビリは九時からやし、その人に何の迷惑もかけてない。さすがに困って病室を変えてもらいましたが、認知症の人にも看護師さんは、本当に丁寧に接していました。認知症専門のナースがいて、その人からみんな研修を受けて、アンガーマネジメントを心得ている。認知症の人と、一〇分でも、一五分でも、呼び出しがかかるまで延々と同じ話がくり返されるのを聞いてはりました」

二月八日の朝、加藤は歩行訓練の「自主トレ」のため歩行器を使ってトイレに向かっていて「膝折れ」になった。突然、落とし穴に落ちたように体勢が崩れ、転倒した。

「たまたまどこも打たなかったので良かったけど、体力ないから転んだまま起きられないんです。大騒ぎになりました。他の患者さんに「お医者さん、呼ぼかーっ」と言われて、お願いします、と。そこから安全最優先で自主トレに制限がかかりました。三月上旬に膝折れがなくなりました。左脚の筋力が二〇キロぐらいで、右脚は四三キロやったかな。体重の半分ぐらいの数値になれば、なんとかなる。ほぼ大丈夫と見通しが立ちました」

三月二五日、四カ月超もの闘病を経て、加藤は自宅に帰った。いま、しみじみと語る。

「医療スタッフの方々は目の前の患者を必死で救いはりますよね。僕が六一歳と聞いて、「この患者は絶対に死なせない。救う」と言ってくれた医師もいました。看護師さんは下《しも》の世話も嫌な顔ひとつせずにやってくれた。理学療法士、作業療法士、言語聴覚士の方々も献身的にリハビリしてくれた。僕が車いすから立って平行棒につかまって歩いたら、大喜びしてくれはるんですよ。理学療法士冥利に尽きる、とまで言ってくれてね。みなさん、子どもと遊びに行くのも我慢して、買い物も制限されて、会食なんかしてません。あの使命感はすごい。本当にありがたいです」

その医療スタッフたちは、コロナの流行前から「大阪維新の会」主導の府政に煮え湯を飲まされてきた。維新府政は公立病院の赤字と給与の高さを問題視し、府市の病院統合を進め、病床を大幅に削減した。第三次救急を預かる医療機関への補助金を次々とカットしている。公衆衛生の要である保健所も縮小した。その流れは住民投票で維新の悲願だった「大阪都構想」が否決された後も変わってはいない。大阪の医療崩壊の原因はここにある。加藤は言う。

「市立病院は市民の宝ですよ。そこが民営化の対象にされて職員は冷や飯を食わされています。どう考えてもおかしい。コロナの第一波では、防護服がなければ、これでも使えと雨合羽を送りつけたり……、医療現場の人たちは怒ってますよ。公的な支えを切り刻んだツケは大きい。医療の体制を見直して、市民の手に取り戻さないといけないと思います」

加藤の闘病体験はコロナを考える手がかりになるだろう。何度ものメールのやりとりと長い対話を終えて、私には気になることがあった。加藤の左腸腰筋の血腫である。このコロナが残した埋火を消す方法はないのだろうか。そう思い、集中治療医、血液疾患の専門医、外科医らに意見を聞いた。全員が「保存的治療」を肯定したが、コロナ患者を診ている病院のベテラン外科医は、「積極的治療は合併症（出血、感染悪化など）の併発リスクがある」としつつも別の選択肢を示した。

「CT、MRIで器質化（線維などに置き換わって硬くなること）しているところ以外の膿瘍形成がある場合を明らかにできれば、カテーテルによるドレナージ術（膿状分泌物の除去）が考えられる。それでも治療に時間がかかるかもしれない。糖尿病の合併の可能性もあるので、そのコントロールも不可欠。穿刺した膿汁から起炎菌を同定すれば適切な抗生剤を選択できる」とコメントが寄せられた。

新型コロナ感染症という病気は、まだ不明なことばかりだ。走りながら考え、考えながら走る。その反復のなかから確かなものをつかんでいくしかないのだろうか。

変異株の大流行が、大阪の街の医療機能を麻痺させた。

第10章　大阪医療砂漠

医療から外れた一家

二〇二一年五月の連休、大阪の街は一見、平穏そのものだった。緊急事態宣言が出てやや人通りは減ったものの、ターミナル駅には親子連れが楽しげに行き交う。まさか、この日常風景と隣合わせに現代の「医療砂漠」が広がっていようとは……。目抜き通りから裏町に入ると、医療から隔絶され、自宅に押し込められたコロナ難民が日に日に増えていた。

名古屋大学医学部附属病院の救急・集中治療専門医、山本尚範は、大阪のカーテンを閉めた住宅の玄関扉を開け、息をのんだ。お腹の大きな妊婦が、ツワリで吐き気がこみ上げるのを手で押さえながら現れ、「やっと来てくれた」と涙を流し、「どうぞ」と部屋のなかに招いた。妊婦も感染していた。米国のデータでは、妊婦の新型コロナ死亡率は同世代の妊娠していない女性の二〇倍ちかいという。妊婦は重症化のリスクが高い。本来ならとうに入院していなくてはならないだろう。

山本は、連休を使って大阪市の自宅療養患者のパイロット調査に加わり、この家を訪ねたのだった。

喘息持ちの夫も感染し、息を吸うことも、吐くこともままならず、蒼ざめてヒューヒュー喉を鳴らしてベッドに横たわっている。夫の母親は、寝たまま「痛い。痛い。痛い」と全身の激痛を訴え、「見捨てられた。人間と思われてないんや。人間扱いされてない」と目を閉じてうわごとのように言う。やはり感染者だ。妊婦は意識がはっきりしない義母にスポーツドリンクを含ませようとする。患者が患者を看護している。

四人の家族で、就学前の子どもだけが入院できていた。というのも、子どもは感染後、夜中に痙攣《けいれん》を起こし、さすがに命が危ないと駆け付けた救急隊も判断し、搬送したのである。その反面、夫の母は呼んだ救急車に入院の必要なしと決めつけられ、「見捨てられた」と打ちのめされている。

暗い家のなかは医療への絶望感と、饐《す》えたような温気が立ちこめた別世界だった。防護具を身につけた山本は、痛がる母親の血中酸素飽和度を計る。数値はほぼ正常で、熱は下がっていた。ところが、心拍数は一分間に一三〇回を超えた。「脱水症」が山本の頭をよぎる。

「熱がなくて脈が速ければ脱水を疑います。聞けば、三日三晩、水も飲めていないと言うんです。脱水で、体内がカラカラなので、心臓が拍動を増やして血流を保っているんですね。しかも、すごく痛がっているでしょ。このまま放置して、筋肉が破壊されたりすると、急性腎不全の危険があると思った。地震災害などで長時間、重い物に挟まれて圧迫されるとクラッシュシンドロームになり、下手をすると死に至ります。同様に脱水が強くて、寝返りも打てない状態が長く続くと、緩慢な圧挫症が起きて筋肉が分解され、危険な状態に陥ります。脱水を解消する点滴が一刻も早く必要でした」

しかし、自宅療養の実態調査で訪問した山本に治療行為は許されていなかった。必要な薬剤や医療器具は携えておらず、ほぼ丸腰である。そこから脱水治療に必要な細胞外液の「点滴」を求めて予想もしていなかった交渉が始まった。近隣の医療機関に電話をかけて点滴を頼んでも、コロナ患者を診た経験がなく、けんもほろろに断られる。二一世紀の日本、大阪に現出した医療砂漠で、山本は、一本の点滴という「生命の水」を求めて奔走した。

ツテを頼って在宅医療専門の診療所長と会い、やっとのことで点滴が施される。脱水症状で苦しんでいた女性は窮地を脱した。その後、入院していた子どもも退院し、妊婦も回復。ようやく産科にかかれて「母子ともに健康」と診断される。夫も治り、職場に復帰した。もしもこの家族が山本の実態調査の対象から外れていたら、どうなっていただろうか。

医療崩壊への道筋

大阪府医師会に所属する開業医は、自宅療養中のコロナ患者への往診をためらう理由を、本音でこう語った。

「コロナ患者を診たことがないから不安ですよ。一応、診察のガイドラインはあるけど、ちゃんと経験者にレクチャーを受けて肌感覚で理解できないと手が出せません。もしも往診した患者さんが悪化したら、どの病院がバックアップして受け入れてくれますか。見通しも立たないのに診るのは無理です。家族全員が感染したお宅に行って、自分が感染するのも怖い。最低限、ワクチンを接種してからでないと難しい。診るシステムができていません」

自宅療養者は、行きつけの診療所や病院があっても、感染症法上の措置を理由にアクセスを拒まれる。保険証一枚あれば、誰でも、いつでも、どこでも受診できる「国民皆保険制度」を誇ってきた日本の偽らざる現実であった。

大阪府は、五月一〇日、コロナに感染して「医療管理下にない状態」で自宅や宿泊施設で亡くなった人が、これまでに一八人いたと公表した。このうち一七人は第四波で死亡したという。ただ、府は自宅で容態が急変して救急搬送されたケースや、搬送後に病院で死亡が確認された人は「医療管理下にあった」とし、含めていない。一度でも酸素投与や薬を処方されていれば、やはり対象から外している。警察庁に届いた大阪府の変死事案は、四月三九人、五月二四人でいずれも四七都道府県でもっとも多い。少なくとも〝公式発表〟の約四倍の人が医療にかかれず亡くなっている。

英国由来のアルファ株が猛威をふるう第四波、大阪では死亡者が激増した。四月一日から五月二〇日までに全国で二八七〇人が亡くなっているが、そのうち大阪府内の死者は計八八四人で三〇・八パーセントを占める。大阪の重症者の数は、第三波の約三倍の速さで増え、感染者の「入院率」は、わずか一〇パーセントにまで落ちた。救急車は、患者を乗せたまま入院先を見つけられず、最長四八時間も身動きがとれなかった。医療の受け皿がなく、自宅療養もしくは入院・療養等調整中で自宅待機を強いられた人の数は、五月半ばに一万八〇〇〇人をこえる。そのころの大阪の人口当たり二週間累計の死亡者数は米国やインドよりも多く、世界最悪の水準にちかかった。

確かに変異株の感染力は強く、重症化のスピードが速い。とはいえ、大阪の医療体制の崩れ方は尋常ではなかった。どのような過程をたどって医療は崩壊し、自宅に患者が放置される状況に至ったのか。医療の現場は、感染爆発にどう対処し、何を求めていたのか。

感染の波は、それぞれ高い山を形成するが、しっかりつながっている。あらためて第三波の終盤から、第四波の医療砂漠の出現をたどっておこう。

二〇二一年二月一九日、大阪府知事の吉村洋文は、もう我慢も限界とばかり、二度目の緊急事態宣言を、二月末をもって解くよう国に要請すると発表した。「飲食店にとって一日一日が死活問題。感染の爆発的拡大や医療崩壊を防ぐことが(宣言の)趣旨であり、解消されれば解除すべきだ」と記者団に語る。飲食業界は「大阪維新の会」の支持層とも重なる。長引く時短要請で飲食店は経営体力をすり減らしていた。

大阪労働局によると、飲食物調理や接客業の二〇二〇年一二月の有効求人数は約一万六〇〇〇人で、前年同月比より三六パーセントも減少している。吉村は、宣言解除に向けて「新規感染者数(七日間平均)が七日連続で三〇〇人以下」「重症病床使用率が七日連続で六〇%未満」のどちらかを満たせばいい、とする府の独自基準を設け、解除要請のタイミングをはかっていた。この日の感染者数は九一人、重症病床使用率が四八・四パーセント。独自基準をクリアしていた。

国は吉村の要請を受け入れ、東京・神奈川・千葉・埼玉の一都三県より三週間も早く、大阪府の宣言を解除した。ただ、その時点で感染者数も、重症病床使用率も十分に下がりきってはいなかった。第一波の宣言解除後には、大阪の感染者数は七日間平均でゼロまで減っている。二〇年夏の第二波の後も四〇人台に落ちたが、二度目の宣言解除後は七〇人台より下がらず、三月九日には一〇〇人を超える。リバウンドがあまりに早かった。

保健所の機能不足、圧迫される軽・中等症病院

それまでに大阪の保健・医療体制の二つの弱点が明らかになっていた。まず、感染者の早期発見・隔離の重責を担う保健所の対応能力の不足だ。もう一つは人工呼吸器が必要な重症用の確保病床数の少なさである。大阪の隣、和歌山県の仁坂吉伸知事は、県のホームページの「知事からのメッセージ（二〇二〇年一二月一〇日）」に「大阪の大爆発により、和歌山にも火の粉がどんどん飛んできまして」と保健所の対応を問題視する文章をつづっている。

「一例を挙げると、和歌山の人と大阪の人が会食をしていて、和歌山の人の感染が確認されたので、当然その濃厚接触者ということで、大阪に通報しました。われわれは自分たちがやっているように最寄りの保健所がすぐに飛んで行って、その人にPCR検査をして、感染しているかどうか確かめてい るだろうと思っていたら、その後、検査がされていないことが分かりました。仮にその人が発症していたら、あるいは無症状の感染者であったら、更に大勢の人にうつすことになります。こういう状態が続くと、いずれ感染爆発が起こるのは理論的に自明であります」

仁坂は、「偉そうにならない程度に、改善しないと危ないですよ、爆発につながりかねません」と大阪にアドバイスしたが、なかなか改善されなかったという。もちろん人口八八四万人の大阪と、九二万人の和歌山を同一視はできないが、「保健医療行政の機能強化こそ、この危機に際して最も問われるべきこと」と仁坂は本質を突いている。大阪府・市は最前線の保健所の人手が足りず、他部署からの応援が入っても満足に機能しなかった。

コロナ治療の最後のとりでである重症用の病床確保も赤信号が灯《とも》っていた。そもそも大阪は人工呼吸器やエクモ治療ができるICUの数が多くない。大阪府全体で、手術や救命救急用のICUは六一五床。人口一〇万人当たりの数は六・九床(日本集中治療医学会データ)。かたや東京はICUの合計が一〇九五床で、一〇万人当たり八・〇床と、かなりの差がある。

大阪府は、感染の拡大に備えて最大二一五床の重症病床の確保計画を立てていた。第三波では二二四床まで増やしたのだが、一月下旬に使用率が八〇パーセントを超えると、府は「禁じ手」ともいえる通達を出す。軽・中等症を受け入れている二三の医療機関(以下、中等症病院)に対し、重症病床の使用率が八五パーセントに及んだ場合、収容している患者が重症化しても転院させずそのまま自院で診るよう伝えたのだ。

背に腹は替えられぬ苦肉の策ともいえるが、これは中等症病院には想像を絶する負担を強いる。その一例が看護師の配置である。通常、ICUは二人の患者を一人の看護師がケアする「二対一」の配置がなされている。コロナ重症のケアでは二四時間の人工呼吸器管理や防護具の着脱、体位変換などが欠かせないため、二倍の「一対一」配置が求められる。

しかし、中等症病院の多くは、コロナ患者を急性期病床の「七対一」配置で看護している。「一〇対一」配置のところも少なくない。中等症病院が重症化した患者を救命救急センターや大学病院といった重症を専門的に治療する医療機関に移さず、人工呼吸器を装着して診るには七〜一〇倍のマンパワーが必要になってくる。現実的にそれは不可能だ。中等症病院の看護のレベルは、間違いなく、低下する。重症患者を抱えたために余力がなくなり、新たな軽・中等症の入院を断らざるをえなくなる。

つまり、最後のとりでの重症病床が逼迫すると、中等症病院、府の入院調整を担当しているフォローアップセンター、保健所、救急車、さらには感染者の発生する自宅へと、重圧がドミノ倒しのようにかかっていく。

こうしたリスクを抱えたまま、大阪府は緊急事態宣言を解除した。そして感染者数は崖を駆け上がるように一気に増えた。四月三日、新規感染者数は六六六人を記録し、第三波のピークを抜く。緊急事態宣言の再々発出を求める声が高まるなか、吉村は「まん延防止等重点措置」を適用し、四人以下でのマスク会食、不要不急の外出自粛を府民に呼びかけた。だが、変異株は緩い防御をあざ笑うかのように感染を拡大させ、新規感染者数は四月一三日に一〇〇〇人を突破し、一五日には一二〇〇人に達する。一四日の府の対策本部会議では、五月四日に最大四二七人の重症患者が発生すると試算が示された。実際には四四九人に達し、その予測を上回った。

大阪市の自立性の崩壊

大阪府の医療政策部門のトップ、藤井睦子健康医療部長は、新聞取材に次のように語っている。「計画的に用意した二二四床の重症病床があっという間に埋まった。(病床確保の)緊急要請と、中等症病院での重症患者の治療を継続してもらうことで耐え忍んでいる状況だ。病院には、非常事態ではなく、災害レベルの緊急事態との認識を伝えている」(朝日新聞デジタル二〇二一年四月一六日配信)。まん延防止措置の効果を尋ねられ、「すでに二週間経っているので、本来は市外の感染者数について何らかの鈍化があるはずだが、実感できていない」「急速な減少が期待できないのではないか、と強く懸念している」「十分なブレーキがきいていると実感できていない」（同前）と失敗を率直に認めた。

重症患者を抱え込んだ中等症病院は手さぐりで治療に当たった。淀川勤労者厚生協会附属西淀病院（二一八床）副院長の大島民旗は第四波の衝撃をこう語る。

「当院は、第三波まで軽・中等症のコロナ受け入れ病床は一床でしたが、第四波で、この地域では、毎日、七、八人のコロナ患者さんが発生しましたので、実態に合わせて四床を届け出ました。発熱外来はずっと開設していて、一日一二～二〇例の枠でＰＣＲ検査をしていたのですが、第四波では連日、枠をオーバーする患者さんが来ました。陽性率は二〇パーセント以上にはね上がった。外来で突然、容態が急変して人工呼吸器をつけたり、入院してすぐに重症化したり。うちはＩＣＵがないので、重症の患者さんを個室で診なくてはなりません。看護師の数も限られており、常時監視するのは容易ではないのです。ほとんどの中小病院も同じだと思います。この間、当院では三人のコロナ患者さんが亡くなられました。若い方もいるし、年配の方もいます」

西淀病院では、搬送先が見つからない患者を受け入れたこともあった。

その五〇代の男性患者は、自宅で呼吸が苦しくなって救急車を呼んだ。大阪市消防局の救急隊は、酸素吸入が必要な中等症と判断し、フォローアップセンターに入院調整を依頼するが、一〇時間以上経っても搬送先が見つからない。救急隊は、消防署内に救急車を停め、患者に徹夜で酸素吸入をして一夜を明かす。翌朝、救急隊は保健所を介して、直接、西淀病院に「受け入れてほしい」と申し入れ、大島が応じたのだった。

「フォローアップセンターも、余裕があれば、患者さんの重症度に応じて優先順位をつけて、入院する人を決められるけど、そこが困難になった。センターは途中から個人の患者さんを特定して追えなくなっていましたね。当院への問い合わせでも、患者のAさん、Bさん、Cさんと区別できなくなったらしく、重症者何人、中等症者何人というふうな把握の仕方に変わりました。大阪府下で毎日一〇〇〇人以上の新規感染者が出て、一万人以上が自宅にいれば、一元的に管理するのは無理でしょう。状況把握という面では、地域医療の基本単位である二次医療圏レベルで情報交換できて、対応できる人とシステムがあったらよかったのかもしれません」と大島は言う。

「二次医療圏」は医療体制を語るうえで重要なキーワードだ。都道府県は、医療政策の立案のために一～三次の医療圏を設定している。一次医療圏は、診療所の外来を主体に日常的な医療を提供する地域とされ、ほぼ市区町村と重なる。三次医療圏は、重度の外傷や臓器移植といった先進医療などを提供する地域区分をさし、都道府県が該当する。中間の二次医療圏は、救急医療を含む一般的な入院治療が完結できるよう定められ、人口や患者の流出入に応じて複数の市区町村で構成される。医師数や病床数の計画は二次医療圏をもとにつくられる。地域医療の自立的な枠組みといえよう。

大阪府の二次医療圏は、大阪市、豊能、三島、北河内、中河内、南河内、堺市、泉州の八つから成る。第四波の医療崩壊は、府の人口の三割が集まる大阪市で、連日、府全体の四〇～五〇パーセントの新規感染者が大量に発生し、市域の医療機関では患者を収容しきれず、あふれ出た患者が周辺の二次医療圏の病床を圧迫して起きた。人口当たりの感染者数は大阪市が圧倒的に多かった。とても大阪市二次医療圏の病院だけでは対応できず、周りの自治体に頼らざるを得ない。それは、換言すれば、大阪市の自立性の崩壊でもあった。

では、大阪市域に病院は少ないのだろうか。それがそうともいえない。むしろ大病院が集中している。実際に府立大阪急性期・総合医療センター(八六五床)や大阪市立大学医学部附属病院(九六五床)、国立病院機構大阪医療センター(六八六床)、大阪市立総合医療センター(一〇六三床)は、それぞれ二〇〜三二床の重症病床を設けて懸命にコロナ治療を行なっている。大阪急性期・総合医療センターは、敷地内の駐車場に仮設された「大阪コロナ重症センター(三〇床)」の運用にも携わる。これらの病院は、救命救急部門がコロナ診療を担っており、患者が増えれば、必然的に救急診療は停止、もしくは大幅な制限が避けられない。大阪市のコロナ診療は公立病院の救急医に偏っていたのである。

その一方、大阪市域の専門性の高い医療機関は、自らの役割を優先し、コロナ診療を避けがちだった。たとえば大阪国際がんセンター(五〇〇床)は第四波の途中まで、まったくコロナ患者を引き受けていない。それぞれの病院に外からはうかがいしれない事情があるのだろうが、結果として、大阪市域のコロナ患者は周辺の二次医療圏にあふれ出たのだった。

四月一六日、吉村知事は、重症病床に患者を受け入れている病院を個別に訪問し、「増床」を要請して回った。なかでも大阪大学医学部附属病院(一〇八六床)の出方が注目された。阪大病院は、すでにＩＣＵ三〇床のうち二三床をコロナ用に充てている。これ以上増やすには施設の構造上、三〇床すべてをコロナ用にしなくてはならない。院長の土岐祐一郎は、心臓や移植、がんなどの手術が止まり、大学病院の使命を果たせない、と拒むかと思われたが、五月初旬の一〇日間に限ってＩＣＵ全床をコロナ専用にすると受け入れた。人口当たりの死亡者数は急増していた。中等症病院が重症者の治療に四苦八苦しているのを知り、致し方ないと容認したと伝わる。

救命センター長らの連携

四月二五日に三度目の緊急事態宣言が発出され、大阪府はさらに重症病床を積み上げた。大阪国際がんセンターも一〇床のＩＣＵのうち四床をコロナに割り当てる。府の重症病床は二二四床から最大三六四床へと一挙に増える。単純計算すれば、府内の全ＩＣＵの約六割をコロナに充てたことになる。

これほど急に病床が確保されたのは、府の要請もさることながら、コロナ治療の担い手である救急医の大阪ならではのコミュニティが機能したからでもあった。

じつは、八つの二次医療圏、三二医療機関の救命救急センター長たちは、前年春の第一波のころからそれぞれの病院の人工呼吸器管理の可能病床数と入院中の患者数、エクモ可能病床数と使用数などをメーリングリストで共有し、患者の出入りがあればリアルタイムで伝えあい、負担を分かち合ってきた。途中から府のフォローアップセンターもリストに加わった。

このネットワークの土台は同門意識である。大阪の救命センター長の大多数が「阪大特急（前・阪大病院特殊救急部、現・高度救命救急センター）」の出身なのだ。ゴールデンウィークに入り、第四波が頂点に達すると、救命センター長のネットワークはフル稼働した。

東大阪市の府立中河内救命救急センター（三〇床）の所長、山村仁もネットワークのメンバーだ。同センターは、全国でも数少ない独立型の救命救急センターである。ＩＣＵ八床、ＨＣＵ（高度治療室）八床、一般病床一四床で構成され、急性心筋梗塞、脳卒中、心肺停止、多発外傷、重傷頭部外傷など複数の診療科領域の重篤な患者に高度な三次救急医療を提供する。常に一刻を争う患者を受け入れている。山村は、大阪市からあふれ出すコロナ患者の圧力を受けながら、救命センターを切り回してきた真情をこう語る。

「第三波まではＩＣＵ八床でコロナを診て、残りの二二床で三次救急に当たっていました。第四波でさらに二床増やすよう、府から強い力がかかりましたが、ぎりぎりまで八床を維持したんです。うちは三〇床の小さな病院ですが、三分の一をコロナ重症に充てれば医師、看護師に過大な負担をかけます。六〇〇床の病院だったら二〇〇床をコロナ専用にするようなもの。現場が疲弊しかねない。

それと、中河内二次医療圏（八尾・柏原・東大阪＝八二万一〇〇〇人）は大阪東部の広いエリアをカバーしているのですが、救命救急センターはうちだけなんです。わずか二床と思うかもしれませんが、コロナに充てれば、その分、救急の機能がダウンする。生命の危機に瀕した患者さんが行き場を失う。中河内で救急を閉めるなんてもってのほか、本末転倒です。コロナと救急のバランスを見て、連休前にオーバーフローが明らかになったのでコロナを一〇床にしました。その見極めが大変でしたね」

二次医療圏には住民の生命を守る役割が課せられている。ともすればコロナの感染拡大に目を奪われがちだが、救急医療の現場は緊急事態の連続だ。コロナも心筋梗塞も重傷頭部外傷も、患者の命の重さに変わりはない。地域医療は支え合いでもある。

「これまでに一六五例のコロナ重症患者さんを診ていますが、半分以上は近くの市立東大阪医療センターからの転院です。東大阪医療センターは中等症を診ていて、患者さんが悪化して挿管処置になったらうちが受け入れています。府のフォローアップセンター経由は半分以下ですね。同じ医療圏なら搬送距離も短いし、医者の顔も知っていて情報共有しやすい。コロナでも、他の感染症でも二次医療圏ごとに集約するのが最終目標かなと思います」

山村は、阪大特急出身の救命センター長の連帯感の強さをこう説明する。

「阪神淡路大震災、福知山線脱線事故、東日本大震災……と、僕らは救急医療の現場を経験してきました。そのなかで、病院間で患者さんを振り分けよう、一つに集中させず、分散して協力し合おうというスピリットが自然に身につきました。ただ、災害は患者さんが回復すれば収束しますが、今回はゴールが見えません。何とか持ちこたえています」

自宅待機者の数が膨れ上がり、救急車が患者を乗せたまま身動きできない事態が頻発するにつれ、医療の現場は重い判断を迫られた。患者の重症度によって治療の優先度を決める「トリアージ」が避けられなくなったのだ。

四月三〇日、大阪府の健康医療部の医療監が「入院調整依頼に関するお願い」と題し、「当面の方針として、少ない病床を有効に利用するためにも、年齢の高い方については入院の優先順位を下げざるを得ない」と記したメールを各保健所に送っていた事実が発覚した。

メール連絡が明るみに出る前日、医療監は内容の撤回と、謝罪の旨を各保健所に伝える。藤井部長は「高齢を理由に入院の優先順位を下げるなどの対応は一切ない」(読売新聞オンライン二〇二一年四月三〇日配信)と否定したが、逆にフォローアップセンターや保健所がトリアージに直面している現実が浮かび上がった。病床はまったく足りなかったのである。

第一波のころ、欧州では感染爆発が起き、高齢者や基礎疾患がある重症患者がＩＣＵに入れられずに亡くなる例が相次いだ。明確な指針もなく、患者の命の選別を強いられた医師は「トラウマ」を口にする。日本では、病床が逼迫すると「患者の年齢や、血中酸素飽和度の値で入院の可否が決まっている」という噂が流れるばかりで、この問題はほとんど議論されてこなかった。山村は、「簡単には結論は出せない」としたうえで、こう述べる。

「たとえばＩＣＵが一床、患者さんが二〇人いたら、誰かをピックアップしなくてはなりません。医者は挿管して最も回復が見込める人を引き上げようとします。年齢や肩書ではなく、全身状態や既往歴、ＡＤＬ（日常生活動作）などさまざまなチェックをして人工呼吸器をつけて回復し、予後もいいと思われる人をピックアップする。それが基本だと思います」

コロナは命の選別という人間の尊厳にかかわる重いテーマを目の前に差し出すが、感染の波が低くなると私たちは忘れる。五月下旬、感染者数は減り、大阪に出現した医療砂漠はだんだん姿を消した。しかし、それで日本の医療の脆さが解消されたわけではない。記憶を記録に残しておくことの大切さをひしひしと感じた。

第11章　歪みの起点 屋形船から永寿へのリンクを追う

大阪に現れた医療砂漠は、市場の論理一辺倒で「小さな政府」を目ざす新自由主義的な医療・保健政策の産物であった。ただ、日本のパンデミックのエピセンター(感染震源地)は、言うまでもなく、一貫して、東京都である。都の対応はどうだったのか。概して、都は最前線の防御であるPCR検査と陽性者の隔離に積極的に関与せず、主に基礎自治体に任せている。感染集積地を特定して制圧するという手法はとらず、都知事の小池は、「外出を自粛して」「ステイホーム」「オリンピックは自宅で観戦を」「デルタ株には総力戦で」と生活指導の教師のようなフレーズをくり返してきた。

都は感染集積地の施設や人、クラスターの発生について、「風評被害の防止」を理由に重要な情報をほとんど公表していない。中野区のNTTドコモのコールセンターで集団感染が起きた際も、都は情報を開示せず、後日、同社が報道発表資料の「追記」でやや詳しく状況を世間に知らせた。厚労省は感染の発生情報の公表について、「感染者に接触した可能性のある者を把握できていない場合」に、個人が感染を蔓延させない行動をとれるようにするため「不特定多数と接触する場所の名称」「他者に感染させうる行動・接触の有無」などを開示するよう通知している(二〇二〇年七月二八日事務連絡)。しかし、都はこの方針に背を向け、ウェブサイトには無機質な数字と文字が連なるばかりだ。舞台裏では、東京都も他の道府県と同じく、感染者の名前、性別、住所はもとより多様な属性を含む個人情報を報告させ、しっかり保有している。ブラックボックスのような都の官僚組織に生々しい個人情報が溜まっている。情報セキュリティがどうなっているのかうかがい知れない。

都のPCR検査への消極的な姿勢といい、感染に関する情報開示の不十分さといい、不自然さがつきまとう。コロナ感染への偏見や差別は、情報にふたをすれば解消できるわけではあるまい。都のコロナ対策の歪みをたどっていくと、ずっと抱えていた疑問がまた頭をもたげてくる。東京で初めて発生した集団感染と、周辺への影響に対する拭い難い疑問である。最初のボタンの掛け違いが、都の対応を縛りつづけているのではないか。その背景に知事の打算はなかったのか。

もう一度、初動期に立ち返って、事実関係を再検証しようと取材を重ねた。

タクシー運転手の行動履歴

人口一四〇五万人(二〇二一年七月)を擁する巨大自治体、東京都の新型コロナ対策のターニングポイントは、意外に早く訪れていた。

二〇二〇年二月一四日夕刻、東京都福祉保健局の局長だった内藤淳は、医師資格を持つ技監らと記者会見に臨んだ。前日、東京都健康安全研究センター(以下、健安研)のPCR検査で陽性が判明した七〇代のタクシー運転手の行動履歴や濃厚接触者を追う積極的疫学調査の結果を発表するためである。

併せて一日遅れで健安研に持ち込まれた二症例の検査の結果も伝える予定だった。タクシー運転手と他の二つの症例は、それぞれ別のルートから健安研に検体が持ち込まれており、互いに脈絡はなく、無関係と考えられていた。

感染症の発生で、都の医療行政を統轄するトップが直々に記者会見を開くのは異例のことだった。当時、都が公表した陽性者数はまだ合計一〇人余り。世間の耳目は横浜港に接岸したままアウトブレイクが起きているクルーズ船、ダイヤモンド・プリンセス号に集まっていた。内藤は、医療部門の幹部が横一列に並ぶ中央の席で、タクシー運転手の行動履歴を、こう語りだした。

「発症前の行動歴でございますが、一月一八日、城南地区の個人タクシー組合支部の新年会、これは屋形船で行なわれたとのことでございます。ここに本人、参加しています。なお、約八〇名の会です。患者との濃厚接触者は、新年会参加者、屋形船従事者、患者の同居者、現時点で合計約一〇〇名を把握しております」。一呼吸おいて、内藤は健安研で実施していた他の二症例に言い及んだ。

「本日、二名の陽性が判明しました。この方々は、個人タクシー組合支部従事者(五〇代女性)と屋形船従事者(七〇代男性)とわかりました。屋形船従事者は中国湖北省からの旅行者と接触歴があること、新年会参加者に発熱等の症状を呈していた方が約一〇名いることから新年会の関係者を中心に詳細な調査をしています。これが唯一の解ではないが、今回は屋形船、新年会に参加された方々に一定の陽性者がいたとみてとれます」

ほおっーと記者席がどよめく。感染の点と点がつながった。東京初の集団感染、見立てはこうだ。まず、湖北省武漢からの旅行者がウイルスを屋形船に持ち込み、七〇代従業員が接客して感染した。

その後、七〇代従業員は、一月一八日の屋形船の個人タクシー組合新年会で接客を務め、出席していたタクシー運転手に感染。その運転手と組合支部に勤める五〇代女性は書類のやり取りなどで接する機会があり、女性が感染した……。感染は屋形船の新年会で拡がったと推測される。福祉保健局は、一気に濃厚接触者を広範に洗い出し、武漢由来のウイルスの感染経路を断ちにかかった。

拒まれた警告

そのころ、国の初動対応は不評を買っていた。外国からの観光、インバウンドを重んじる安倍晋三政権は、中国政府が武漢を封鎖した一月二三日以降も、春節で押し寄せる中国人観光客を水際で食い止めようとしなかった。空港の検疫は旅行者の自己申告に頼り、ほぼ野放しの状態が続く。二月一日以降、やっと「湖北省発行の中国旅券を所持する外国人」らの入国が拒否されるようになった。

厚生労働省も、感染を対岸の火事のように眺めていた。たとえば、新型コロナ感染症の疑いの「症例定義」は、「37・5℃以上の発熱かつ呼吸器症状を有するとともに、二週間以内に武漢市を含む湖北省への渡航歴がある」または、その疑い患者との「接触歴がある」こととされている。症例定義は現場の保健所を縛る。保健所は発熱症状と武漢渡航歴という基準を実直に守り、疑わしい患者でも検査対象から外す。コロナ疑いの肺炎患者を受け入れた病院は、保健所に検査を拒まれ、都に不満をぶつける。そんな状態だった。

都は二月三日、知事の名で、厚労大臣宛てにかなり踏み込んだ「緊急要望」を出す。「健康状態の把握と二次感染の未然防止の観点から、患者との濃厚接触者については、無症状でも検査が行えるよう統一的な指針を示すこと」「流行地域からの渡航者であっても無症状の者に対する検査等が行えない。本感染症については、無症状病原体保有者からの感染の可能性も考えられ、それらの者が国内で発症するリスクもある……」(傍点筆者)と、無症状感染者への検査や措置を強く求めているのだ。

だが、国は無症状者への検査を拒んだ。三日後、感染症専門家のアドバイザリーボードは、「無症状者の入院により感染症指定医療機関の負担が増大する」として、「無症状者に対するPCR等検査の実施に否定的な見解」を厚労省に伝えている。厚労省は、無症状者からの感染を認めれば「国民の不安」を煽り、「パニック」を引き起こすという理由で、検査に消極的だった。

一方で医師がコロナを疑う場合は「各自治体と相談の上で検査」できると厚労省は示し、抜け道も開く。国立感染症研究所は「無症状者からの伝播が報告されているものの主要な経路ではない」と表明した。厚労省は、五月四日に専門家会議が無症状者の感染リスクの高さの見解を出すまでこうした立場を貫く。その後も、ＰＣＲ行政検査の対象は有症状者と濃厚接触者に限定した。

屋形船協会の反発

都と国の無症状者に対する認識の違いは、すでに初動期に現れていた。都は無症状者による感染を警戒し、国は放置しつづける。

内藤の記者会見は、そうした事情が交錯するなかで、福祉保健局がコロナとのたたかいに打って出る出陣式であった。局長は進軍ラッパを鳴らしたのだった。

ところが——。記者会見の「反動」は途方もなく大きかった。屋形船の予約が片っ端からキャンセルされたのだ。世間の人びとは、屋形船によって感染が拡大したと受けとめ、船宿から遠ざかる。都内には、屋形船東京都協同組合、江戸屋形船組合、東京湾遊漁船業協同組合という三つの業界団体に約七〇社が加入している。すべての屋形船が太平洋戦争中以来の「乗客ゼロ」という窮地に陥った。

屋形船業界は「風評被害」を訴える。都が感染のポイントは屋形船と明かしたから大打撃を被ったのは間違いない。福祉保健局は、新年会の濃厚接触者ら一九一人の検査を行ない、一二人の陽性者が出たと発表したのち、次第にトーンダウンしていった。コロナとのたたかいで攻勢をかけるはずが、逆方向へと転がりだす。記者会見は皮肉な分岐点となった。

知事の小池は、足もとで燃え上がった屋形船の感染問題に触れたがらなかった。二月二一日の定例記者会見でも、武漢からのチャーター航空便の帰国者や、クルーズ船の乗客の陽性患者を収容した病院の負荷を紹介し、バックアップすると述べたが、屋形船の「や」の字も口にしていない。知事の元側近は、「小池さんはコロナの状況をかなり気にしていたけど、何しろ初めてのことで動き方がわからない。東京五輪の行方も見通せないし、七月には都知事選が控えていて気もそぞろ。明らかに様子見をしていた」と語る。

事態が動いたのは三月一二日、東京都議会予算委員会で屋形船の風評被害がとりあげられた。屋形船のメッカ墨田区選出の自民党都議、川松真一朗が、「なぜ、屋形船と限定的に東京都は発表したのか」と質した。内藤が答弁に立つ。

「複数のメディアが、患者が屋形船の新年会に参加していたことを報じていた状況もございました。そうしたことから、臆測により都民等の不安がさらに大きなものとならないよう、開催された場所や日付、参加者はどのような方たちだったのか、また、当日の会場の状況はどうであったのかと、都として把握した情報を正確に伝えたものでございます」。川松は、「今回の集団感染は、屋形船が原因によるものだったんですか。つまり、屋形船が発生源なんですか」と畳みかける。

「今回の屋形船の事例では、新年会が開かれた当日は、雨がひどく、換気が十分にできていなかったため、船内が閉鎖的な空間となってしまい、そのなかに多くの方が集まっている状況であったから、感染が発生しやすい三つの条件に当てはまってしまったと考えられます。しかしながら、屋形船そのものに衛生的問題があるとは考えてございません」と内藤が答える。川松は、小池のほうを向き、「知事、屋形船という名称を取り上げて公表することを、首長である知事は了解されていたのか。この風評被害をどう考えていらっしゃるのか」と迫った。小池は、「どれぐらいまで情報公開するかも国家的課題」と国に責任を転嫁して、「屋形船が発生源でないということは、まず明白であります。屋形船というのは、水の都である東京を彩る重要な観光資源」と断言し、経済的支援をほのめかした。

三月三〇日、屋形船の三組合の代表が都庁で小池と面談し、休業やキャンセルへの補償、マスクや消毒液の入手支援を求める要望書を手渡した。各団体は要望書のなかで「屋形船は換気が悪く、密閉された空間という間違った風評が広がっている」「天井に換気装置があり、左右の窓を開放できるため清新な空気が入る」と訴えた。内藤の答弁は真っ向から否定され、メディアも都が屋形船の名称を出したのは勢いに任せた「勇み足」と批判する。「都の勇み足のために、屋形船がクラスターの象徴のように扱われ、大変な迷惑をかけてしまった」(朝日新聞デジタル二〇二〇年五月一五日配信)と保健所関係者はコメントしている。都庁内では誰かが「屋形船」とひと言つぶやけば、その場は凍りつき、ピリピリした空気に包まれたという。屋形船は禁句となった。

屋形船と永寿をむすぶ線

しかし、それで感染が鎮まるわけではない。人間の差別や偏見、風評被害への反省がどのように行なわれようが、ウイルスの伝播は自然現象であり、政治的な思惑に関係なくウイルスは生き残ろうと変異をくりかえす。屋形船での感染をタブー視することは、冷徹なウイルスのふるまいを見えにくくするおそれがあった。ひいては検査や感染防御、リスクコミュニケーションのあり方にマイナスの作用を及ぼしかねなかった。

じつは、屋形船業者を痛めつけたウイルスは市中に飛び火していた。二月一四日の都の記者会見の影響を多くの医療関係者に訊ねていて、こんな説明を聞いた。

「台東区の永寿総合病院（四〇〇床）に肺炎で入院していた年配の男性患者が、記者会見の内容を知って、「自分もあの屋形船の新年会に参加していた」と医師に打ち明け、院内は大騒ぎになったんです。主治医は真っ青でした。急いでPCR検査をしたら、その患者は陰性。でも同室の患者から陽性が出て、慌てて隔離、治療した。その後、新年会に出た男性患者の家族も陽性で、発症しました。ただ、それ以降、男性患者の病棟から新規の陽性者は出ず、患者さんも退院したので、永寿の院内感染はいったん収束したことになっています」

突然、忘れていた宿題を突きつけられたようで、私はハッとした。本書の冒頭、「永寿ケース」で入院患者一〇九人、職員八三人が感染し、原疾患で闘病中の四三人が亡くなったアウトブレイクの顛末を書いた。まだ情報も少なかったなか、看護師や医師が涙ぐましい努力で感染の制御に当たり、窮地を脱した経緯を記したのだが、頭の隅にはずっと疑問が残っていた。「屋形船」と「永寿」のつながりである。それが急浮上した。

三月から四月にかけての永寿のアウトブレイクは、二月二六日に肺炎で入院した患者が起点とされている。患者は誤嚥をくり返していたので、当初、発熱は「誤嚥性肺炎」によるものとみられていたが、三月初旬にコロナを発症した。そして、三月一四日ごろから病院内に発熱が増え、二〇日に保健所へ連絡を入れ、ＰＣＲ検査の結果、次々と陽性が判明。感染爆発に至った。

もしも「いったん収束した」といわれる屋形船由来の感染と、永寿のアウトブレイクがつながっていたとしたら、認識を改めなくてはならない。国や都の対応の見直しが必要だろう。屋形船へのタブー視が、二月中旬の感染とアウトブレイクを切り離し、リンクを見えにくくしていたのだとしたら、対応の根本姿勢が問われるのではないか。

もう一度、屋形船と永寿のファクトを掘り起こそう。まずは時系列で整理したい。屋形船の七〇代従業員が約七〇人の中国人旅行者の接客をしたのは一月一五日だった。ツアーには武漢出身者が五人含まれていた。七〇代従業員は、一八日のタクシー組合の新年会を経て、二〇日に体調不良で早退している。翌日、都内の医療機関を受診し、数日自宅で療養するも症状が好転せず、二七日、別の医療機関にかかり、そのまま入院した。そこから陽性判明まで二週間以上を要している。この時間の長さが、国の症例定義と保健所、患者を収容した病院、都との意識の齟齬を表している。検査をしろ、しないで時を空費させたと考えられる。

新年会に参加したタクシー運転手は、一月二九日に発熱し、都内の医療機関を受診後、二月二日まで自宅で療養した。症状が悪化し、三日に受診した医療機関で肺炎像が認められる。さらに自宅療養後、六日に別の医療機関に入院している。

タクシー組合の五〇代女性従業員は、屋形船従業員やタクシー運転手よりかなり遅れ、二月七日に体調を崩す。すぐに早退し、一〇日に入院した。

初期の感染者三人が次々に体調を崩していたころ、永寿には、前述の肺炎の男性患者が入院していた。欧州帰りのコロナ患者も入っている。そのほかに永寿が「発熱外来(当時は帰国者・接触者外来)」を開設していたことが、医療従事者や行政職員への聞き取りでわかった。一般の患者と動線を分けた発熱外来では、医師がコロナの疑い例を診断し、必要があれば鼻咽頭のぬぐい液(検体)を採ってPCR検査に回す。発熱外来の受診者からも陽性者が出ている。永寿とウイルスとの距離は、想像していた以上に近かった。都は発熱外来の医療機関の名を伏せていたが、そこに永寿も含まれていた。

焦点は、二月中旬、肺炎の男性患者が屋形船の新年会に参加していたことを医師に告げ、院内が騒動に巻き込まれ、陽性患者が発生した後に「いったん(感染は)収束した」と病院側が判断していることだ。「収束」を確信しているのは、先に感染者が出た病棟と、三月以降のアウトブレイクに見舞われた病棟が違っているからでもあった。厚生労働省クラスター対策班が派遣した「永寿総合病院調査チーム」の支援報告書(二〇二〇年四月一五日)にはこう記されている。

「永寿総合病院では都内で二月中旬に発生した集団発生に関連したと考えられる事例(PCR陽性例は三例)と海外帰りのPCR陽性例一例の診療を二月に行っている。これらの症例は今回の流行の起点となったA、B病棟とは異なる病棟で診療されており、これまでのところ今回の集団発生とのつながりは明らかではない」

支援報告書は「ひきつづき調査を進めている」と記すが、その後、公式な報告書は出されていない。「明らかではない」と「収束を見た」の間には論理的飛躍がある。たとえ病棟が違い、いったん感染が絶えたように見えても、その間、無症状や軽症の感染者、たとえば看護師や医師、清掃員や他の職員がリンクをつなぐとは考えられないだろうか。

ウイルスはどこから来たか

永寿のアウトブレイクは、「第一波」の襲来を都民に宣告した。永寿の患者が転院した慶應大学病院で院内感染が発生する。都の西部、中野区の中野江古田病院、総合東京病院でも集団感染が起きた。四月、ウイルスは医療の「最後のとりで」といわれる「救命救急センター」に入り込む。重症化して救急搬送されたコロナ患者から感染が広がった。

四月七日、国は最初の「緊急事態宣言」を出す。四月中旬には都内二六の救命センターのうち半分ちかくが「院内感染」を理由に診療を制限した。日々、重篤な患者を引き受けていた渋谷区広尾の日赤医療センター、港区の東京慈恵医大附属病院、文京区の順天堂大学病院と、国会議事堂を中心に半径三・五キロ圏内の救命センターや救急部門が次々に診療を止める。感染者がPCR検査を受けられずに病状を悪化させ、孤立死した。ウイルスに冒されて意識朦朧となった人が路上で行き倒れる。救急患者は搬送先が見つからず、何十カ所もたらい回しにされた。その後、何度もくり返される悲劇が、医療資源が豊かな東京で起きていた。では、感染を拡げたウイルスはどこから来たのだろうか。

東京に第一波の医療破綻をもたらしたウイルスは、武漢株から変異した「欧州株」とされている。国立感染症研究所が四月二七日に発表した「ゲノム分子疫学調査」は「一月初旬に中国・武漢から発したウイルス株を基点にして、日本各地で初期のクラスターが複数発生」と記す。ここに屋形船の新年会も含まれる。クルーズ船のダイヤモンド・プリンセス号のウイルスも「武漢株」が「一塩基のみ変異」していたに過ぎなかったとゲノム解析でわかっている。

世界に目を向けると、「三月初旬からヨーロッパおよび北米で感染拡大と感染爆発の傾向がみられ、日本においてもヨーロッパ株を基点にしたSARS-CoV-2(新型コロナウイルス)株」が検出された。その後、大都市圏から全国各地に伝播し、「感染リンク不明」の孤発例が多数検出される。ゲノム疫学調査は、「三月末から四月中旬における日本の状況は、(略)欧州経由の輸入症例が国内に拡散したものと強く示唆された」と締めくくる。

永寿のアウトブレイクは、この時期に重なるので「欧州株」と推察するのが自然だ。

ところが、である。東京都の感染症対策を支える医師に、永寿にはびこっていたウイルスのゲノム解析の結果を訊ねると、「間違いなく武漢株だった」と答えが返ってきた。

「病棟ごとにピックアップした陽性者の検体を感染研でゲノム解析すると武漢株と判明し、そのことは病院や保健所、東京都、厚労省にも伝わっている。感染研のゲノム解析者らも欧州株が都内を席巻するなかで、ポツンと武漢株の集団感染が見つかり、驚いていた」と言う。

これが事実なら屋形船と永寿アウトブレイクのリンクが成り立つ可能性が高い。新事実を想起させる証言を得て、鳥肌が立った。だが、証言者は、武漢株の検出結果は慎重に検討され、結論は先送りにされたとも語る。いったい何があったのか。答えは現場に埋もれている。

当時、台東区の新型コロナウイルス感染症対策室長だった山本光洋(現・健康課長)は、都の応援を受けて永寿の院内感染に対応していた。山本は武漢株の解析結果について、こう語る。

「保健所として(ゲノムの)分析をしているわけではないので、確定的なことは言えません。そこは難しい。もともと永寿は、コロナの患者さんの入院を受け入れる病院ではありませんでした。コロナ患者さんが出たら、他の病院に転院してもらっていた。それができなくなって感染が広がった。ウイルスの型について、私個人の認識ですが、保健所は永寿関連で一四〇〇件以上のPCR検査をやっており(一四八五人検査、陽性者は患者家族など含めて二一四人)、そのすべてが分析されているわけではないので、(武漢株と)断定するのは難しいのです」

武漢株の検出から帰納的に推論すれば屋形船に行き着く。だが、すべてのウイルスが武漢株かどうか、という視点で解釈すればリンクは不明となる。事実との向き合い方の違いは、どこまでいっても平行線だ。結果的に判断はグレーゾーンに入れられた。しかしながら、武漢株がたとえ全部ではないにしても、生きながらえて永寿で感染爆発を生じさせた事実は、無症状感染者の媒介を強く裏付けている。誰かが、武漢株の感染をつなぎ、永寿のアウトブレイクが起きた。厚労省が、「無症状者にPCR検査は必要なし」という硬直した姿勢を改め、入院患者のみならず、病院の職員、関係者への検査を早い段階で受け入れていれば、その後の病院内、施設内の集団感染の様相は変わっていただろう。

これは結果論ではない。厚労省は気づく機会に何度も遭遇している。屋形船と永寿の集団感染は、東京都にとっても、もっとも早い段階での試金石だった。

都知事選、そして断行された局長人事

都知事の小池は、三月下旬に政府が東京五輪・パラリンピックの一年延期を表明すると、憑きものが落ちたようにコロナ対策を積極的に発信し始めた。三月二五日の記者会見では、「感染爆発 重大局面」と書かれたボードをテレビカメラにかざし、「NO!! 3密」と呼びかける。「このまま何もしなければロックダウン(都市封鎖)を招いてしまう」と危機感を煽った。日本は法的に欧米のようなロックダウンは不可能だったが、知事のカメラ目線のメッセージは効く。都心のスーパーには「買い出し」の長蛇の列が連なり、店頭から生鮮食品が消えた。

知事の記者会見に同席した福祉保健局長の内藤は、「特別区の保健所、町田、八王子の(都直轄の)保健所かかわらず全体として、できるバックアップはさせていただきたい。オール東京で対応していきたい」と意気込んだ。都の保健所が一九七五年に二三区それぞれに移管されて以降、公衆衛生分野で都と区の連携は弱まった。しかしコロナとたたかうには最前線の保健所を強化しなくてはならない。直言居士の内藤は、保健所の検査や医療体制のテコ入れを小池にたびたび進言したという。

四月、国の緊急事態宣言が発出されると、小池は、他の道府県が真似のできない手を打った。都の要請に応じて施設の使用停止や営業時間の短縮に応じる中小企業に独自の「協力金」を支給する、と発表したのだ。財源は石原都政期からの財政再建や、近年の都税収入の伸びで貯まった財政調整基金九三四五億円である。並行して「東京都知事の小池百合子です」とコロナ対策をアピールするCMを

制作し、テレビで流した。人気ユーチューバーを相手に「ステイホーム」を連呼して、動画をネット配信し、新聞に広告を載せる。血税を使った広告総予算は約九億円に上った。小池が都知事選挙を意識していたであろうことは想像するに難くない。

小池は、休業要請を緩和するロードマップを視野に、「新規陽性者数が一日二〇人以上」「新規陽性者における接触不明率五〇パーセント以上」などの指標に基づいて都民に警戒を促す「東京アラート(警報)」を思いつく。六月二日、初めて東京アラートが発令され、都庁とレインボーブリッジが真っ赤に照らされた。小池は常に「標的」を求めている。政治家人生で培った戦術だ。都庁が赤く点灯して間もなく、歌舞伎町を抱える新宿エリアを「夜の街」と呼び、感染者数の増加を強調し、都民に近づかないようメッセージを発した。

確かに新宿はエピセンターではあったが、「夜の街」の烙印を押されたホストクラブやガールズバーの経営者は知事の物言いに反感を抱く(第2章参照)。日々、変化する状況に小池は独特の勝負勘で応じた。六月一一日に東京アラートが消えると、以後、指標がいかに悪化しても都庁は二度と赤くライトアップされなかった。翌一二日、都知事選への再選出馬を表明し、米国のCDC(疾病管理予防センター)にあやかった「東京版CDC」を創設するとぶち上げる。

再選をめざす小池は、石原慎太郎が東日本大震災に遭遇して挑んだ四選目の戦い方を真似た。石原は未曽有の震災に直面し、「選挙をやっている場合じゃない」と防災服で通した。街頭には一度しか立っていない。そんな石原をメディアは追いかけ、連日、テレビカメラが向けられる。小池も防災服をまとい、選挙演説はリモートで押し通す。六月一九日、都は休業要請を全面的に解除した。休業要請緩和のロードマップでは、「新規陽性者数が一日二〇人未満」が解除条件だったが、この日の新規感染者数は三五人を数えている。解除条件を反故にしても、明るい話題が欲しかったのだろう。

そうして迎えた七月五日の都知事選、小池は歴代二位の三六六万票を獲得し、次点の宇都宮健児に大差をつけて勝った。小池のパフォーマンスと「公務優先」の選挙戦術は功を奏した。

再選をはたした小池は、都庁の局長人事を断行する。都の職員たちはあまりに露骨な報復人事に言葉を失った。福祉保健局長の内藤淳は、まったく畑違いの交通局長に異動した。新任の福祉保健局長には、財務局主計部が長く、予算第二課長を務めた環境局長の吉村憲彦が就く。

江戸川区選出の都議、上田令子は小池宛に次のような「文書質問趣意書」を出している。

「内藤淳氏は、病院経営本部長時代から都立病院の実情を熟知しているなどだけでなく、コロナ禍以前から感染症対策に精通していた。最も手腕を必要とされる人材であったはずであるのに交通局長への異動は考えがたい。有事には、組織益を優先するよりも都民のために結果を出す「実力者」を留任すべきだと考えるが、なぜこれまでのコロナ対応の経験値が発揮できるとは思えない交通局長へ内藤氏を異動させたのか伺う」

小池の回答は、「職員の能力・実績を踏まえた人事異動」というタテマエを崩さず、「個別の人事異動の理由については、公正かつ円滑な人事の確保に支障を及ぼすおそれがあるため、お答えしかねます」と木で鼻をくくったようなものだった。屋形船での「勇み足」や保健所強化の直言が疎まれて切られたのだとしたら……。都庁の未来が案じられる。小池は批判も意に介さず、専門家を集めたモニタリング会議や、東京iCDCを組織すると、「ロジカルに、また科学的にも(感染対策を)お伝えしたい」とトップダウンの体制を強化した。

　しかし、知事再選から一年以上が経っても、エスカレーターで昇らなければならない都庁展望室にワクチン接種センターを開設したり、東京五輪・パラリンピックの車両基地として使われた旧築地市場跡地を感染者が酸素投与を受ける「酸素ステーション」の設置場所に選んだりと、小池の施策は常にパフォーマンス臭が漂う。肝心の病床の確保、医療提供体制の整備は、後手に回った。

第12章　デルタ株との総力戦

政府は、感染者が増えると緊急事態宣言という生活制限の「ハンマー」を打ち下ろし、感染がやや下火になると宣言を解除して経済重視の「ダンス」を踊る。ややあって感染がまた拡大し、ふたたびハンマーを打つ。いわゆる「ハンマー&ダンス」をくり返した。二〇二一年四月二五日に三度目の緊急宣言が出され、六月二〇日に沖縄を除く九都道府県で解除されたと思いきや、七月一二日に四度目の宣言を発出する。切り札のワクチンは接種スピードにロジスティクスが追いつかず、供給不足に陥って、多くの自治体が新規の予約を停止した。

迷走する政府のトップ、菅義偉は東京五輪・パラリンピックの開催に「勝負」をかけて猛進した。スポーツの祭典が生む感動を追い風に衆議院の解散・総選挙に臨んで長期政権の足場を築こうともくろむ。安倍から政権を引き継いだときに立てた戦略に執着した。

国民の多数は、五輪の中止、延期を望んでいた。朝日新聞の五月一五〜一六日の世論調査では、中止四三パーセント、再延期四〇パーセント、開催支持は一四パーセントにとどまる。五輪への国民からの逆風は強まる一方で、政府内の雰囲気は微妙に変わった。

分科会の会長、尾身茂は、六月二日の衆議院厚生労働委員会で「いまの状況で（五輪を）やるというのは、ふつうはないわけですよね。そういう状況でやるということであれば、オーガナイザーの責任として、開催の規模をできるだけ小さく」と語った。メディアは尾身が政権に反旗をひるがえしたかのように書き立てたが、同日、衆議院内閣委員会で政府への提言を求められると、「われわれ専門家、プロとしての役割は、政府が（開催を）決断したのであれば、どういうリスクがあって、どういう方法でリスクを最小化するかという意見を述べるのが務め」と答えている。尾身は、政府諮問機関の構成員の矩《のり》をこえようとはしなかった。

菅は、党首討論で「国民の生命と安全を守るのが私の責務だ。守れなくなったら（五輪を）やらないのは当然」と述べたかと思えば、六月中旬に英国で開かれたG7首脳会議（サミット）後には「（東京五輪開催へ）全首脳から力強い支持をもらった」と肩をそびやかす。前首相の安倍は、ラジオ番組で五輪開催の意義を問われると「苦しい状況を送っているみなさんに勇気を与える」と答えて、菅の援護射撃をしてみせたが、五輪を一年しか延期しなかった自らの責任には触れなかった。「大震災からの復興」「コロナに打ち勝った証」という大義名分は消え、五輪は政略の祭典へと変貌していく。

政府の五輪関係者は、「上限一万人」の観客を入れようと盛り上がった。中止・延期が過半を占める世論との隔たりは大きい。六月一八日、尾身は専門家有志を代表して「無観客が望ましい」と記した提言書を政府に渡す。記者会見で、提言が開催の中止、延期に触れていない点を質されると、G7サミットで菅が五輪開催を表明したので「（中止の議論は）実質的にほとんど意味がなくなった」と尾身は切り返した。五輪はG7の大会ではないので、説得力に欠けるが、五輪開催の是非を問う議論は、いつの間にか有観客か無観客かという開催ありきの話にすり替わる。菅は、尾身の提言を苦々しく受けとめつつも有観客のカードをぎりぎりまで握りしめていた。

最終的に菅に無観客を選ばせたのは政局だった。

七月四日、東京都議会議員選挙で自民党の議席は予想を大きく下回った。菅のコロナ対策、五輪開催への批判が自民党に実質的な敗北をもたらした。さすがの菅も意地を通せず、四度目の緊急宣言を発し、無観客を選択するほかなかった。科学的合理性ではなく、瞬間的な政治の力学で重要な施策が決まるところに現代日本の不幸と、政治の貧しさが凝縮されている。

猛暑が日本列島を覆った。医療機関には、ただでさえ、熱中症や体調不良の患者が担ぎ込まれてくる。夏休みは子どもの手術も多い。コロナ患者を引き受ける病院では、五輪で感染爆発が起きませんように、と医師や看護師は祈りながら持ち場についた。しかし——。

五輪と楽観バイアス

七月二一日、東京都モニタリング会議は、「二週間をまたずに第三波をはるかにこえる危機的な感染状況になる」と強く警鐘を鳴らした。第五波が押し寄せてくる。

都医師会の副会長・猪口正孝は、「第三波の前の去年一二月半ばをイメージするくらいの恐怖感」を口にした。医療界には第三波の医療崩壊の恐ろしさと、深い「悔恨」が刻まれている。病床不足で入院の調整がつかず、自宅放置状態の患者が次々と斃《たお》れた記憶が頭から離れない。一月八日に出た二度目の緊急事態宣言が、せめて一〇日早ければ、年末年始の人の流れが抑えられ、多くの命が救えたはずだという悔しさが医師たちの胸にこみ上げる。

だが、首相の菅義偉はじめ政権中枢は驚くほど事態を楽観していた。同じ日の記者会見で、菅は「高齢者の感染者は（全体の）四パーセントを切っている」と述べ、「ワクチン接種の効果」を誇る。「パラリンピックまでに感染状況が変わってきたら、有観客」とも言う。米経済誌のインタビューで、「日本国民の約三分の二が五輪を楽しめるとは思っていない」と世論調査の結果を当てられると、「テレビ観戦すれば、考えも変わる」と自信を示した。

右手で緊急事態宣言のハンマーを打ち下ろし、左手はスポーツの祭典で入国緩和のダンスを踊る。珍妙なスラップスティックの演出者は楽観論を唱え、五輪へひた走った。

一方、開催都市東京の知事、小池百合子は、五輪にかかわる発言を控え、主催者の気配を消した。五輪批判が国や組織委員会、ＩＯＣに集まるのを横目に、「みなさんがどういう行動をとり、人の流れがどうなるのかが重要で、この夏を最後のステイホームにしていきたい」と判で押したように言う。都民の税金を五輪に投じる責任や、無観客による収入減の穴埋めの議論に小池は触れたがらなかった。

観客のいない五輪開会式が行なわれた七月二三日、東京都の新型コロナ感染症の入院患者数は二五五八人に増えた。病床使用率は四三パーセント。危険水域だ。インドで確認された「Ｌ４５２Ｒ」変異ウイルス、デルタ株への置き換えが進んでいた。国の基準による都の重症病床使用率は五二パーセントに達し、感染爆発段階の「ステージ４」に突入する。病床が埋まり、助かるはずの命が助からない医療崩壊への秒読みが始まった。

その危機感を首相は正面から受けとめようとしなかった。

七月二七日夕刻、菅は、官邸での報道各社とのインタビューで、「感染者のうち六五歳以上の高齢者の割合は二パーセント台で、三〇代以下がおよそ七割を占めている」「人流も減っているし、そこ(五輪中止)はない」と医療界の警鐘にも馬耳東風だった。

同日、東京都でコロナ対策を担う福祉保健局長の吉村憲彦は、メディアへの説明会で「三〇代以下は重症化率が極めて低く、一〇〇人いたら、せいぜい十数人しか入院しない」と断言した。加えて「第三波の一月と比べれば格段の差があると思う。いろいろな医師に聞いた感覚的な話だが、まだ一月みたいな雰囲気ではない」と述べ、こう言い放つ。

「いたずらに不安を煽ることはしていただきたくない」

都知事の小池も、二八日の会見で「重症化しやすい高齢者の割合が減っている」「おうちで五輪の応援を」と呼びかける。いずれも高齢の感染者の少なさを楽観材料として、五輪批判を封じようとした。現場はしかし、五輪どころではなかった。

ちょうどそのころ、江東区の保健師、山本民子は、私のインタビューにこう答えた。

「38℃以上の高熱が出ていても重大な基礎疾患がなければ、都の入院調整本部を介した入院は困難です。中等症の患者さんが自宅療養を強いられています。重症化リスクの高い妊婦さんが高熱と咳が止まらず、発症から三日目にやっと大学病院に入れたけど、肺炎を発症して緊急の帝王切開で出産しました。家庭内感染を防ぐにはホテルの宿泊療養が不可欠です。でも七月二七日から宿泊療養の対象は六五歳未満から三〇歳未満に限定された。五輪でホテルの部屋も塞がっているそうです。自宅療養の健康観察で私たちは土日も出勤していますが、まったく先が読めません」

都は自宅療養者のために「フォローアップセンター（ＦＵＣ）」を設けていた。「六五歳未満で、基礎疾患がなく、独居で重症化のリスクが低い」など一定の条件を満たした自宅療養者に、アプリや電話による健康観察、食料品の配送、血中の酸素飽和度を計るパルスオキシメーターの配布などの支援を行なうことになっている。だが、七月の連休後、対象者が二〇〇〇人を超えてＦＵＣは機能不全に陥った。感染者はセンターと連絡がとれず、食べ物もパルスオキシメーターも届かない。とうとう都は支援の対象をこれまた三〇歳未満に絞る。「三〇～六四歳の方々のお世話を放棄したんですね。年齢が上がるほど重症化リスクが高くなるのでＦＵＣでは無理。それが実態ですよ」と山本は嘆く。最前線の苦難が知事の小池や都の幹部に伝わっていなかった。あるいは知らんぷりをしたのか。

デルタ株は、政治家の政略や権勢欲を蹴散らして蔓延した。頼みの綱のワクチン接種は、七月末までに全国で六五歳以上の対象者の七五パーセントが終えたが、国のワクチン配分が滞り、五〇代以下の接種は遅れる。五輪開催中に全国の一日の新規感染者数は三〇〇〇人台から一万五〇〇〇人台へと爆発的に増えた。

唐突な「入院制限」

東京都の自宅療養者と、入院・療養等調整中の自宅待機者の合計が二万人を突破した八月二日、厚労省は、突如、コロナ患者の入院制限を打ちだす。入院は「重症患者や重症化リスクの高い患者」に限定するよう都道府県に求める方針を決めたのだ。中等症でもリスクが低いと診断されれば、自宅療養と解釈できる。これに応えて東京都は入院指針の見直しにとりかかった。都は即応病床数を約六〇〇〇床と公表していたが、実際に使えるのは申告数よりはるかに少なかった。行政は、自宅療養者の激増を追認し、入院のハードルを上げて空き病床を維持しようとした。

しかし、基準変更による入院制限は、医療現場はもとより、与党内からも強い批判を浴びる。全国知事会は厚生労働大臣の田村憲久に入院基準の「客観的な数値を具体的に示せ」と迫った。田村は数値には触れず、「それぞれの自治体で適切な判断を」と述べて引き下がる。

病床不足、自宅療養者の激増という負の現実は、安倍―菅政権下での一年半に及ぶ医療行政の帰結であった。その失敗を省みて病床を増やすどころか、現実に合わせて基準を変えるのは責任放棄ともとれる。独自のコロナ対策を講じてきた和歌山県の知事、仁坂吉伸は、「それ(現状の正当化、追認)でいいんだとなったら、行政にとって、病床やホテルをもっと確保しなければならないという動機がなくなります」「行政の行動原理は、どうすればクライエントである国民もしくは都道府県民の命や利益を守れるかということであるべきで、行政側が容易にできるかできないかではありません」と喝破した(「わかやま通信」二〇二一年八月一七日)。

世論の反発が激しく、国も都も方針変更の撤回へと追い込まれた。

基準の書き換えや、解釈の変更といった言葉あそびではデルタ株の感染を止められない。五輪が閉幕し、パラリンピックが始まっても感染爆発は長引く。東京都モニタリング会議のメンバーで、国立国際医療研究センターに在籍する大曲貴夫は、「制御不能な状況」と表現し、「もはや自分の身は自分で守る行動が必要」と言う。最悪の事態に至り、感染症専門医もなすすべがないようだった。

現役世代の艱難

インドで見つかったデルタ株は、これまでの「コロナ観」を覆し、子育て世代を直撃した。

八月一八日、東京都は感染して自宅で療養中だった夫婦と子ども三人のうち、糖尿病の基礎疾患がある四〇代の母親が一二日に亡くなったことを明らかにした。母親はワクチン接種をしておらず、保健所が健康観察を行なっていたものの、入院できず、自宅で倒れているところを夫が見つけて、死亡が確認された。翌一九日、千葉県柏市は、妊娠八カ月の三〇代女性が感染を理由に複数の病院から入院を断られ、自宅で、一人で男児を出産したが、新生児は亡くなったと発表した。

すでに東京都では、数名の基礎疾患のない三〇代の男性がそれぞれ感染し、入院できないまま自宅で死亡していた。なかには初回のワクチン接種から八日後に亡くなったケースもある。若い世代はコロナにかかっても重症化しにくいという常識は崩れた。感染爆発で病床が不足し、患者が自宅に放置されれば、たとえ若くても軽症から中等症、重症と急速に悪化して命を落とす。

ノーベル生理学・医学賞を受賞した山中伸弥は、デルタ株について自身のサイトに「私が知る限り、人類が経験した呼吸器疾患のウイルスで、最大の感染力です」と記す。従来株の二倍、英国由来のアルファ株の一・五倍といわれるデルタ株の感染力は、コロナとのたたかいをもっとも厳しい局面へと追い込んだ。医療の最前線ではデルタ株とどう向き合えばいいのか。流行初期からコロナ患者を診てきた都内の公立病院の担当医がうめくように語る。

「第四波までは、亡くなった方の大半は八〇〜九〇代と七〇代後半の一部でした。そうした方々の多くは、じつは人工呼吸器やエクモ（体外式膜型人工肺）の集中治療を受けていません。体力的に集中治療に耐えられない、または鎮静をして眠った状態で集中治療を行なうと、予後のＱＯＬ（生活の質）が著しく悪くなるからです。しかし第五波ではワクチン接種を受けていない五〇代以下の患者さんが一挙に増えた。現役世代だから病院側も徹底的に集中治療をして救命します。でも、集中治療にたどりつくのが遅れると、救える命が救えない。救えても後遺症が残る。生命に軽重はないけれど、僕らにとっても現役世代の死の衝撃は非常に大きい。社会にとっても大きな損失です。フェーズが変わった。焦点は重症化を防ぐ中等症の治療です。ここを手厚くしなくてはまだまだ人が死ぬ」

では、五〇代以下の感染者が「中等症以上（重症も含む）」に悪化するリスクはどの程度だろうか。国は年代別データを公表していないが、名古屋大学医学部附属病院の救急・内科系集中治療部医局長、山本尚範らは約五万人の感染者のデータ分析をしている。山本によると感染疑いのある人がＰＣＲ検査を受けて陽性が判明した時点で、中等症以上の割合は「五〇代で一〇・三パーセント、四〇代で七・一パーセント、三〇代で四・〇一パーセント、二〇代で二・〇一パーセント」だという。陽性判定時に五〇代の一割以上がすでに中等症以上というのはかなりショッキングだ。重症化予備軍といえよう。

この人たちは入院が必要であり、自宅に閉じ込められたら推して知るべしである。さらに四〇～五〇代の無症状・軽症と診断された人のうちでも、中等症以上に進行する割合が「二パーセント」。五〇人に一人は中等症に進行するという。

全国で、日々、万単位で増える感染者から血液検査やＣＴ画像診断などで、中等症に悪化しやすい人を見つけ、治療につながなくてはならない。これまで一〇〇人以上の重症者を受け入れた名大病院の山本はこう指摘する。

「中等症の治療法は、酸素療法と薬剤投与で、やり方はほぼ決まっています。中等症Ⅰ（息切れ・肺炎所見　酸素飽和度九四〜九五パーセント）にはレムデシビルと抗体カクテル療法のロナプリーブ、中等症Ⅱ（呼吸不全・酸素投与必要　酸素飽和度九三パーセント以下）には酸素療法とレムデシビル、ステロイド剤のデキサメタゾンの処方を徹底すれば、重症化はかなり防げる。ただし、ロナプリーブはいい薬だけど、添付文書にあるように五〇〇人に一人はインフュージョン・リアクション（急性輸液反応）というアナフィラキシー・ショックに似た過敏反応が起きる。場合によっては、躊躇せず、アドレナリンの筋肉注射をしなくてはならない。判断が重要です。そうしたバックアップ体制の面からも入院での注射か救急搬送がすぐにできることが条件になっています。一刻も早く中等症を診る臨時コロナ病院や、宿泊療養の拡充が望まれます。既存の病院に新たな患者さんを入れるより、臨時施設に大勢の患者さんを集めて、医療者を送り込んだほうが効率的な治療ができるのです」

臨時コロナ病院――海外の事例

「臨時コロナ病院」の設置は、感染流行の波が高まるたびに多くの医療者が要望してきた。緊急時の病院開設の決め手は、政治のリーダーシップだ。

ふり返れば、パンデミックの発祥地、中国では国家主席の習近平が、二〇二〇年一月半ばに、SARS（重症急性呼吸器症候群）の抑え込みで知られる医学者、鍾南山をコロナ対策チームのトップに指名した。鍾南山は武漢市郊外に一〇〇〇人の患者を収容する「火神山病院」と一五〇〇人収容の「雷神山病院」を突貫工事で建てさせ、五万余人の看護師や医師を武漢市に投入する。米国帰りの情報科学者や最先端の遺伝子工学の研究者を総動員し、感染者の徹底隔離で感染集積地を制圧していった。パンデミック初期に臨時コロナ病院の効力は世界に知れ渡った。

英国では、国営医療サービス事業であるＮＨＳ(国民保健サービス)のＣＥＯサイモン・スティーブンスが二〇二〇年三月、ＮＨＳ約一〇万床のうち三万床以上をコロナ用に振り向けるよう号令を発した。救急やがん治療、緊急手術を除く、不急の手術を短くとも三カ月停止し、退院可能な状態の入院患者を自宅へ戻す。そうして約五万床のコロナ病床をひねり出した。さらに英政府はロンドン五輪の競技会場だった大型イベント施設を、最大四〇〇〇床まで増やせる臨時コロナ病院につくりかえる。その期間、わずか一〇日。臨時施設は「ナイチンゲール病院」と名付けられた。

マンパワーの確保について英国在住の作家、黒木亮は、「(ＮＨＳは)医療現場を離れていた四五〇〇人の医師と看護師に復帰に同意してもらい、その後、医学生や看護学生も動員した。免許が切れていた医師や看護師には、特例で更新を認めた。またＮＨＳでは、通常は異動に本人の同意が必要だが、この時は同意は不要とされ、大量のスタッフがコロナ部門に強制的に異動になった」とレポートしている(JBpress 二〇二一年八月二一日配信「一日の感染者五万人」でも英国が「医療崩壊の心配ゼロ」の理由」)。

英国は単に増床しただけでなく、感染状況に応じて病床をコントロールした。多くのデータサイエンティストが、かかりつけ医から送られる情報をもとに、「地域ごとの将来のコロナ患者数の予測などを行い、経営陣がどの病院のどの部門を閉鎖・縮小し、どの設備と医療スタッフをコロナ病床やＩＣＵに振り向けるか、あるいは逆にどのコロナ病床を元の部門に戻すかといった決定や勧告をしている」という（前同）。

中国や英国と日本は医療体制が異なるとはいえ、国や東京都の病床確保の動きは鈍かった。二〇二一年六月二八日時点で一五都府県、二二四例のデルタ株が確認され、アドバイザリーボードも警戒感を強めていたが、備えは遅れる。最大の要因は、安倍―菅政権の政略に引きずられ、状況を楽観視するバイアスが働いたことだ。政治主導の僻見がデルタ株の怖さを見誤らせたといえよう。

独自に挑む墨田区――備え連携する

現場は、政治の迷走をカバーし、懸命に医療体制を守ろうとしていた。大本営の失策を最前線が懸命に補っている。国難に際し、日本のリーダー層のふがいなさを嘆いていても感染は収まらない。国も都も総崩れのような状態で、独自の方法論で医療を守る自治体があった。あの墨田区だ。大胆なＰＣＲ検査の展開や、行政と医療機関が一体となったウェブ会議で第三波の危機を乗り切った墨田区は、その後も先行きを楽観することなく、粛々と手を打っていた。

何よりも、墨田区は五〇代、四〇代のワクチン接種率が非常に高かった。日本経済新聞の「緊急事態宣言下にある主要都市の接種率」調査（二〇二一年八月一三日配信）によると、一回目を接種した割合が、墨田区では五〇代が七一・九パーセント、四〇代は六〇・六パーセント、全年代で五四パーセントと、いずれも二三区で先頭を走っている。

墨田区のワクチン接種が速いのは、災害対応の危機モードで周到に準備したからだった。三月下旬には詳細な「ワクチン接種実施計画」をまとめ、四月一日に六五歳以上の区民に接種券を送っている。

集団接種の予行演習を兼ねて、医療従事者への接種を行ない、五月一〇日に一般高齢者の接種が始まったときには打ち手の未接種への不安は取り除かれていた。

六月一日、都内で最も早く、墨田区は一六～六四歳のすべての区民に接種券を送った。

接種券の早期発送は、多大な副次効果を生む。自衛隊が運営する東京・大手町の大規模接種センターが、六月一六日に年齢制限を取り払うと、墨田区民が隅田川を渡り、大挙してセンターに押しかけた。他の自治体が若年層への接種券送付が遅れて歯ぎしりするのを後目に、一万二〇〇〇人、対象者の五パーセントもの墨田区民が大手町で接種を受ける。

他区が診療所での個別接種と集団接種のバランスに悩んでいる間も、墨田区は効率のいい集団接種主体の戦略を変えなかった。承認が早かったファイザー製のワクチンだけに頼らず、モデルナ製を使う準備も整え、国が自治体の集団接種でモデルナ製の使用を認めると間髪を入れずに反応する。国のワクチン配分が滞り、多くの自治体が二回分の確保ができずに予約を停止しても、墨田区は在庫を抱えず、ペースを守って接種を続けた。

こうしたオペレーションの中心が、所長の西塚至が率いる墨田区保健所であった。コロナが日本に侵入したころ、わずか一〇人程度だった保健所の感染症担当チームは、人材派遣会社からの保健師（看護師）や区役所の他の部署からの応援を含めて約一〇〇人に拡大していた。迅速なワクチン接種も、初動期からの合理的な対策の延長上にある。

墨田区は、第三波の医療危機を、地域の病院が回復者を引き受ける「下り搬送」の充実で乗りきった。その後も、「次の危機」に備え、いっときも気を緩めなかった。第四波で医療崩壊に見舞われた神戸市の医師を講師として招き、ウェブ講習会を開いている。関西圏の病床枯渇、医療砂漠ぶりを克明に伝えられ、明日はわが身と病床の拡充に乗りだした。

保健所は、ワクチン接種の加速化と、病床確保、医療アクセスの充実という二本立て、三本立てのミッションを遂行する。もともと第三波、第四波の対策過程で墨田区には四つの「入院重点医療機関」が設けられ、そのなかの一つに区独自に運用できるコロナ病床を一三床確保していた。軽症者用の病床だったが、この墨田区優先枠を一挙に六〇床ちかくまで拡張するよう病院に求める。

病院側は、これに応じ、七月初旬から墨田区優先病床が稼働した。さらに六〇床のうちの三〇床を中等症対応にグレードアップ。そのうち二〇床が墨田区優先の中等症病床とされる。中等症病床では、酸素やステロイドの投与が可能となり、八月上旬から患者の受け入れを始めた。

並行して、区は自宅療養者への医師と訪問看護ステーションの看護師による往診、オンライン診療による見守りを軌道に乗せる。八月六日時点で、墨田区には自宅療養四一三人、入院六〇人、宿泊療養一二六人の感染者がいた。全体の約七割が自宅療養だが、入院・療養等調整中の待機者はゼロ、重症者もゼロだった。保健所長の西塚は、自宅療養と墨田区優先病床の連携について、こう述べる。

「第五波は、若くて軽症の患者さんが多いのですが、頭が痛い、お腹が痛い、薬が効かない、食べられないという自覚症状で重症だと思い、病院に行く、救急車を呼ぶ。つまり患者さんの不安が病床逼迫の大きな要因の一つなのです。その不安を減らし、安心の灯をどれだけ見せられるかが勝負なのです。だから往診やオンライン診療でたびたび連絡を取って、軽症の説明をし、治療をして落ち着いていただく。そして、もしも症状が悪化して中等症になったら、区の優先病床に入って治療を受けていただく」

ただし、その病床は墨田区民共有の医療資源である。分かち合いの発想で成り立っている。

「みんなの病床ですから、患者さんが回復したら休日でも夜間でも、退院していただき、ベッドを空けて、次の方が入れるようにする。一〇日間の療養期間中であれば民間救急車で自宅までお送りします。できるだけ軽症のうちに重症化の芽を摘む。そのために抗体カクテル療法も行なっています」

と西塚は言う。

抗体カクテル療法は、海外の治験では入院・死亡リスクが約七〇パーセント減らせると報告されている。まれに副反応が起きるので、国は登録した医療機関への入院、発症から七日以内などの条件をつけて使用を認め、後に外来での投与も容認する。墨田区では四つの入院重点医療機関が登録し、軽症でも療法の条件に合う人がいれば、区の優先病床で投与を実施すると決めた。登録した同愛記念病院(四〇三床)では、七月二七日から八月二八日までに二八人の患者が抗体カクテル療法の点滴治療を受け、全員経過は良好だった。

「区内の全症例を把握しているのは保健所ですから、重症化リスクがあって、比較的反応のよさそうな若い患者さんに抗体カクテル療法を受けていただいています。お金があろうが権力を握っていようが関係ない。公正に重症化しやすい方を見つけて、区の病床に入っていただく。いよいよ病床が足りなくなった場合に備えて、酸素濃縮装置を確保して、二四時間対応で医師が往診し、ステロイド剤も在宅で投与していただく態勢をとっています」

と、西塚は満腔に保健所のプライドをたたえて語った。

状況ごとの地域療養モデル

国のコロナ政策がどうであれ、現場はデルタ株に挑みつづける。もともと医療資源の乏しい神奈川県は、三月下旬に自宅療養者のうち悪化リスクがある人、悪化が疑われる人を対象に「地域療養モデル」をスタートさせた。地域の訪問看護ステーションの看護師が毎日、電話で対象者の健康観察を行ない、必要に応じて対面で症状を確認する。その看護師からの相談を受けた医師会の医師は、オンライン診療や検査を行ない、患者に入院が必要と判断したら入院調整へと移る。地域療養モデルは、藤沢市で先行実施し、鎌倉、横須賀、平塚、三浦、厚木……と各市へと拡がった。

この地域療養モデルに先立って、神奈川県は全感染者への「入院優先度判断スコア」を導入していた。年齢や妊娠の有無、基礎疾患、CTの肺炎像、血中の酸素飽和度などの項目ごとにスコア(点数)をつける。スコア三以上が地域療養モデルの見守り、五以上が入院の対象だ。システムづくりを主導したのは、クルーズ船、ダイヤモンド・プリンセス号の患者搬送を差配した阿南英明だ(藤沢市民病院副院長・神奈川県医療危機対策統括官)。阿南は、コロナとのたたかいの司令塔を担いつづけていた。目安となる入院基準の必要性をこう語る。

「個々の現場に入院の判断を委ねると、大混乱が起きます。ふつうの病気と違って、コロナでは最初に発熱外来で患者さんを診る医師、入院先で受け入れる医師、それぞれに看護師もいて、その間に保健所の保健師さん、医師資格のある保健所長も絡みます。多くの人が入れば、必ず、意見の相違が生じる。何でも現場判断というのは簡単ですが、一定の基準が必要です。同じ物差しで判断できるようにしなくてはいけません」

神奈川県は入院判断スコア、地域療養モデルと連続的にシステムを構築してきた。しかしながらデルタ株は人智を超えて感染を拡大させ、人口比で全国最低クラスの病床は患者で埋め尽くされる。川崎市の協同ふじさきクリニック所長、桑島政臣は、あらためて施設隔離の必要性を説く。

「狭い住宅の家庭内隔離ができない環境で暮らしている方々は、家族全員、感染します。隔離できる受け皿が必要です。地域で診るにしても、マンパワーの問題がある。一つは開業医の高齢化です。私も七〇歳を超えていますが、近隣を眺めても高齢者が多くて……。若い機動力のある先生方がどのぐらい飛び込んできてくれるか。患者さんの急激な悪化を防ぐのは、片手間ではできない。とくに一人暮らしの方に酸素を使うのはリスキーです。在宅と入院の間に酸素投与ができるハーフウェイの施設もほしいですね」

八月七日、桑島がいう「ハーフウェイの施設」が神奈川で立ち上がった。「かながわ緊急酸素投与センター」である。医師が入院と判断をした患者を、搬送先が決まるまでの間受け入れて、酸素投与の応急処置を行なう。横浜伊勢佐木町ワシントンホテルにベッドや酸素濃縮装置が搬入され、看護師、医師の人員を配置し、二四床の酸素投与センターが開設された。

私が取材してきた現場は、どこもコロナとの総力戦に死力を尽くしていた。

「どんな状況になろうとも諦めずにたたかい続けたい」

と、中東遠総合医療センター(五〇〇床)の院長、宮地正彦(第6章参照)からメールが届いたのは八月一六日だった。静岡県に緊急事態宣言が適用される四日前である。前年、宮地が県内で立ち上げた病院長会議は、その後、保健所も参加して規模を拡大し、「先手、先手」の対策を生んでいた。その一つが、掛川市のホテル、東横イン掛川駅新幹線南口での病院管理型ホテル療養だ。静岡県が九九室を賃借して、近くの中東遠医療センターから派遣された看護師が、患者のケアに当たる。看護師は、日に二〜三回、電話やアプリで感染者の健康観察をし、ときには防護具のフル装備で患者と対面して、状態を把握する。宮地は記す。

「ここ一カ月で一〇〇人以上の感染者を収容しましたが、入院搬送したのは五人ほどです。これほど少ないのは、異常を訴える方に看護師がフル防護で面談し、話をお聞きし、状態の説明をすることでほとんどの方が落ち着きを取り戻されるからです。状態がよくないと判断したら、病院の医師がオンラインで看護師、ご本人と話し合い、入院の適否を決めます。日ごろ、コロナの患者さんを診ている医師たちなので的確に入院の判断を下せます。ホテル療養者のデータは、毎日、二回、病院に送られてきて複数の医療者が見守っています。病院内の各部署の担当者とも情報を共有しており、入院対応もスムーズです」

病院で抗体カクテル療法やステロイド治療を受けた患者が、ホテルに入って健康観察が行なわれるケースもあるという。五〇代以下はオンラインのやりとりに慣れているので、病院管理型ホテル療養は第五波の感染者向きともいえる。人員配置の面でもホテル療養は有利だ。病院では看護師一人が七人の入院患者を担当する。単純計算で一〇〇人の患者に一四人以上の看護師を配置しなくてはならないが、ホテル療養はその数分の一で済む。

中東遠医療センターは病院内に軽症者用の宿泊療養棟を開設することも検討していた。現場は死に物狂いでデルタ株と格闘している。その切迫感が政府には伝わらないのだろうか。コロナ患者を診てきた多くの医療者の胸には、もどかしさと悔しさ、怒りにも似た感情が澱のようにたまっていた。

八月二三日、厚生労働省が、ようやく重い腰を上げた。改正感染症法に基づき、都内約六五〇の病院、約一万三〇〇〇の診療所、医師や看護師の養成機関に対し、病床確保や人材派遣の要請をしたのだ。国は、初めて同法による要請に踏み切った。大病院には病床の上積み、コロナ患者を診られない中小病院、診療所には医師や看護師の派遣を求める。都が開設した酸素ステーションなどの臨時施設では人手を求めている。国と都は、医療機関に協力を勧告し、正当な理由がないにもかかわらず要請に応じなければその名前を公表できる。都内のコロナ感染者の入院率が一〇パーセントを切って、国も危急存亡の秋と腹をくくり、病床確保への強い姿勢を示したのだった。

それから一週間後、なぜか感染はピークアウトに転じ、九月に入ると崖を駆け下るように感染者数が減った。八月下旬に一日二万五〇〇〇人を超えた新規感染者数は、九月半ばに五〇〇〇人を切り、一〇月には一〇〇〇人を下回る。ウイルスの勢いが衰えた原因は、じつのところ不明である。

専門家はワクチン接種率の向上や、夜間の滞留人口の減少、気象などを持ち出して説明を試みるが、科学的根拠が示されず、印象論の域を出なかった。ウイルス自体に備わる「季節性」や「周期性」で、流行が終わっただけなのかもしれない。人間が「神々の目線」で語る虚しさについ溜息がでる。

ただ、感染爆発の痛手は、その後も医療現場を圧迫しつづけた。死亡者数は、ピークアウト後に増え、九月半ばには全国で一日に九〇人ちかくが命を落とす。累計で約一万八〇〇〇人が亡くなった。

医療提供体制の構築という重く、しかし統御可能な命題の前で、私たちは、まだ立ち尽くしている。

あとがきにかえて　敗北と「公」の支え

九年に及ぶ安倍‐菅政権が、新型コロナウイルスとのたたかいに敗れた。政治主導を掲げ、敵と味方を峻別する戦法は、永田町・霞が関界隈を震え上がらせても、ウイルスには通じなかった。コロナは、アベノマスクも、五輪を利用した政権延命策も撃破する。とてつもない破壊力だった。

九月九日、自民党総裁選挙への不出馬を表明した菅義偉首相は、記者会見でワクチンの普及を自賛しつつ、「医療体制をなかなか確保することができなかったのは大きな反省点」と敗北を認めた。

医療体制が整わない要因について、「病床や医療関係者の確保に時間がかかる、治療薬やワクチンの治験や承認が遅く、海外よりも遅れてしまう、緊急時でも厚労省を始め省庁間の縦割りや、国と自治体の壁があって柔軟な対応が難しい」と菅は簡単に触れた。それらの課題は、いまに始まったことではない。そうした構造的問題が露わになったのは、平時は「国民皆保険」でどうにか回っていた医療がパンデミックの圧力に耐えられなかったからだ。危機にしなやかに適応し、復元する力、レジリエンスが欠落していたのである。そこに敗北の本質が隠れている。

日本の医療は、少数の医療従事者が数多くの入院患者を診なくては成り立たない構造になっている。しかも、全病院数の約八〇パーセントを民間病院が占め、国立・公立（自治体）・公的（日赤、済生会、共済組合、厚生連など）病院は二〇パーセント弱（病床数で約三〇パーセント）にとどまる。日本の医療の中核を担うのは民間の中小病院なのだ。日本と同じような国民皆保険制度のフランスやドイツでは公的セクターの病院が全病床の六五〜八五パーセントを占めている。

そうした状況で、コロナ禍に見舞われ、患者が公立・公的病院に集中し、構造的弱さが露呈した。全コロナ入院患者の七二パーセントを公立・公的病院が受け入れている（二〇二一年一月六日時点）。その「公」の支えが感染爆発で限界に達し、自宅放置死という医療崩壊現象が起きたのである。

「公」の支柱が細いのは、経済効率を重んじる新自由主義的な医療改革の反動であろう。二〇〇一年に発足した小泉純一郎政権は、「小さな政府」を志向し、患者の自己負担額の増額（二割から三割へ）と診療報酬の大幅な切り下げ、療養病床の削減を打ち出した。のちに小泉路線はやや修正されたが、「効率化」が医療体制を揺さぶる。

大阪の維新府政は「二重行政の廃止」「行政のスリム化」を訴え、医療・衛生部門の職員の数を減らす。公的病院の大阪赤十字病院（年三七六五万円）や、済生会千里救命救急センター（年三億五〇〇〇万円）への補助金を打ち切った。三つの大阪市立病院を非公務員型の独立行政法人に移行し、一部を大阪府立病院機構に統合する。大阪の惨状は、医療の効率化、病院の「再編・統合」と背中合わせだ。

近年、厚生労働省も、医療資源の効率的な運用と、医療費抑制のために、公立・公的病院の再編・統合に踏み出した。二〇一九年九月、「地域医療構想に関するワーキンググループ」の会合で、「再編・統合についてとくに議論が必要」な四二四の公立・公的病院の名称を公表した。その後、削除、追加で四三六に増えている。突然、名指しされた病院側は驚愕し、混乱に陥った。

厚労省は、経営が非効率と分析した四三六の病院を抽出し、都道府県に地域医療構想調整会議を開いて対応を決めるよう求めたのだった。リストアップされた病院には「潰される」と衝撃が走る。と、そこにコロナ・パンデミックが降りかかる。一転して、お荷物扱いされていた公立病院は感染者受け入れの最前線に立ち、「公」の存在感がコロナ禍で再認識された。それでも再編・統合の流れは止まりそうにない。たとえば小池都政は、毎年一般会計から約四〇〇億円を病院事業に組み入れることを解消しようと都立、公社合わせて一四病院の独法化を決めた。

はたして、「公」の重さ、公立病院の存在価値とは何だろうか。

そんな問いを胸に、私は京都に自治体病院界の重鎮を訪ねた。二条城に近いオフィスで、白髭をたくわえた邉見公雄・全国自治体病院協議会名誉会長(NPO地域医療・介護研究会JAPAN会長)に会った。邉見は、赤穂市民病院長として地域と一体の医療を展開し、診療報酬改定を審議する厚労省・中央社会保険医療協議会(中医協)の委員を六年間務めている。病院経営や、制度と政治を熟知した医師だ。邉見は開口一番、「医療や教育に効率化は合わない。余裕が必要」と言った。

「もともと医療には緊急時のための余裕が必要です。しかし国は効率至上主義で、常に病院のベッドが満杯でなくてはいけない診療報酬体系にしてしまった。ハイリスク・ローリターンやね。病院は、病床が九割以上埋まらんと黒字にならない。いつも全力疾走させられているような状態です。感染症に対して国は、結核患者が減って「感染症はもう終わった」と思い、感染症対応の病床をどんどん減らした。急にがんばれ、コロナ専用のベッドを増やせと言われても容易ではありません。医療にはゆとりがいる。阪神淡路大震災で身をもって知りました」

医療に「公」のゆとりを持たせるには国の予算編成を根本から見直さなくてはなるまい。

「医療は国民の安全保障です。公がきちんと支えるべきもの。国防で、イージス艦を二隻、五〇〇億円もかけて新造するくらいなら、その分、国民の安全保障に回せと言いたい。災害への対応も考えれば、イージス艦よりも病院船。日本は海岸線が長いから太平洋側と日本海側に一隻ずつあってもいい。デジタル庁がスタートしましたが、医療では電子カルテの統一をまずやらないかん。病院が違えば入力の仕方も違って、バラバラ。それぞれのITメーカーが、自分の仕様で勝手にやっている。国のHER-SYS（新型コロナウイルス感染者等情報把握・管理支援システム）やワクチン管理のシステムも、似たような問題で現場は苦労しています」

邉見は、厚労省による公立病院の再編・統合プランについて、こう語る。

「名指しされた四三六病院のうち約二〇〇がコロナ患者を受け入れています。これを縮小、合併していたらどうなっていたでしょうか。国は、四年も前の六月、たったひと月のデータで、すべて都会型の指標で診療実績を分析して病院をふるいにかけた。地方の実態が反映されていません」

再編・統合リストには、北海道の利尻島国保中央病院（四二床）のように小さいけれど、救急患者を一年三六五日受け入れて地域を支える医療機関も含まれている。邉見は「三現主義」を国に求める。

「あそこは利尻島でたった一つの基幹病院です。厚労省の職員に「病院がどんな場所にあるのか、わかっているのか」と聞いても答えられない。数字だけで判断している。病院は大きな事業体で、地域雇用の受け皿です。国には現場に出て、現物を見て、現実を理解する「三現主義」の姿勢がありません。コロナ対策にも、この姿勢が欠けているから、思いつきを国民に押し付けて失敗した。いまこそ、三現主義に立って、国民が必要とする財政支援や、医療資源の供給を進めなくてはいけない」

日本の医療は、効率至上主義から脱却し、「公」を復権させる段階にきたようだ。では、国はコロナを経て、どのような医療体制を築こうとしているのか。厚労省の「医療計画の見直し等に関する検討会」が二〇二〇年一二月に発表した「新型コロナウイルス感染症対応を踏まえた今後の医療提供体制の構築に向けた考え方（以下、「今後の考え方」）」に方針が記されている。

これまで国は、各都道府県に「医療計画」と「地域医療構想」という二つのプランを策定して医療機関の適正な配置や、医療資源の効率的な活用を行なうよう導いてきた。「今後の考え方」を読むと、コロナを踏まえた変化が目に入る。「医療計画」の「五事業（救急、災害、へき地、周産期、小児救急を含む小児の各医療）」に「新興感染症等の感染拡大時における医療」を加えると明記しており、「六事業」となる。これは一歩前進だろう。ただし、公立・公的医療機関の再編・統合については「着実に議論・取組を実施」し、「民間医療機関」にまで範囲を広げ、調整会議の議論を活発化させる、とある。厚労省は再編・統合を進める姿勢を崩していない。しかも民間病院も巻き込んでいく。

厚労省は、コロナ病床の確保に当たり、流行初期は感染症指定病院に患者を入れ、感染が拡大すると一般の医療機関の病床を増やせと都道府県に指示してきた。感染症法を改正し、都道府県知事に医療機関に協力を「勧告」し、正当な理由なく従わない場合は名前を「公表」できる権限も与えた。

その一方で、コロナ患者受け入れのために新しく割り当てた重症病床には一八〇〇～一九五〇万円、その他の受け入れ病床には七五〇～九〇〇万円の補助金支給を打ちだす。手を挙げた病院側が申請をして、認められれば多額の補助金が支払われる。「勧告」と「補助金」、アメとムチで厚労省はコロナ病床を増やした。二〇二一年夏には第三波のころの一・五倍に病床は積みあがった、はずだった。

ところが、実態は違う。増やしたはずの病床が使えない。東京都で自宅療養者と入院・療養等調整中の待機者が合わせて三万九五九二人のピークに達した八月二一日、入院できた患者は三九六四人にすぎなかった。都の確保病床は六四〇〇床に増えたのに六割しか使われていない。残りの四割弱のなかには補助金だけ受け取った「見せかけ」の病床が相当数、含まれている。

見せかけ病床は医療倫理の根幹を揺さぶる。在宅患者は早く入院したいと一日千秋の思いで待っている。自宅放置状態の患者が現に亡くなっているのだ。名前だけのコロナ病床が横行すれば、真剣に患者を診ている病院はやりきれないだろう。感染症の流行初期は補助金というインセンティブを効かせて病床を増やす必要があるにしても、感染拡大時には、ほんとうに患者を受け入れた病院と医療従事者にお金を回さなくてはならない。そのためには、やはり「臨時コロナ病院」の設立が望まれる。そこに医師や看護師を集めて人件費を支給し、受け入れた患者の治療や態勢に応じて資金や報酬を渡す。そのほうが透明性を担保できて、病院側の負担も少ないのではないか。

もう一つ、医療提供体制の面で、ずっと現場を悩ませている問題がある。院内クラスターへの対処だ。「今後の考え方」にも対策が並んでおり、厚労省も重く受けとめていることがうかがえる。

だが、重要な記述が見当たらない。それは情報開示だ。厳しい事例で本書を締めくくろう。

沖縄県うるま市の県立中部病院(五五九床)は、「二四時間、三六五日、すべての人々に平等に医療を提供」と掲げ、医療界をけん引してきた。最大七〇床のコロナ病床を設け、中等症からエクモ装着の重症まで幅広く診ている。この沖縄医療界の大黒柱で、二〇二一年五月から六月にかけて患者と職員計五一人が感染し、一七人が亡くなる院内クラスターが発生した。

きっかけは、五月半ば、緊急入院した患者にスクリーニングのPCR検査が行なわれなかったことだ。その患者は過去にもしばしば入院しており、呼吸器症状はなく、PCR検査の適用外と判断されたのだった。中部病院の玉城和光院長が事情を語る。

「検査技師のマンパワーや検査機器のキャパシティに限りがあるなか、流行のフェーズによって入院する患者さん全員にPCR検査をするか、ある程度、数を絞るか決めていました。その患者さんが入院したときは感染蔓延期ではなかったので、リスク分類して必要なしと判断したのです。その後、患者さんの発熱がつづき、再検査をしたら陽性が判明。クラスターの発生に気づきました。すぐに院内感染を制圧する態勢に入りました」

緊急入院の患者の陽性が判明したのは入院から一二日目だった。中部病院は院内クラスターを二週間で制圧し、新しい感染者は出なくなった。玉城は、クラスター発生当初から県保健医療部に連絡して、六月一一日に記者会見を開くよう提案していた。しかし感染情報の公表基準をめぐって県病院事業局との間で解釈のズレが生じ、同局は記者会見の実施を見送る。玉城は「中部病院の影響力は大きい。県立の重点医療機関に限って名前を出すと基準を決めれば、記者会見が開ける」と考えていたが、県の公表基準が定まらないまま時間が過ぎる。沖縄県議会の一般質問でこの問題が取り上げられた翌日の七月一日、ようやく記者会見が開かれて中部病院のクラスターが世間に知られたのだった。

事情を知らない者からは感染情報を隠したように見える。

情報開示の遅れが、次の悲劇への導火線になったとしても不思議ではない。

八月中旬、老年精神科病院のうるま記念病院(二七〇床)で一九九人が感染、入院患者六九人死亡という衝撃的なニュースが報じられた。一カ月後に死亡者は七一人に増える。中部病院の情報開示がもっと早く行なわれ、周辺の医療機関の危機意識が高まっていたら、どうなっていただろうか。うるま記念病院では、患者の「本人の同意」がネックとなり、ワクチン接種が進んでいなかった。

対策の盲点はいたるところにある。敗北からの反転攻勢の鍵は情報が握っている。

第百代首相に就いた岸田文雄は所信表明演説でコロナ対策の司令塔強化、人流抑制などの法改正を掲げた。ワクチン普及をよりどころに一定の感染を許容する「ウィズコロナ」の制限緩和に踏み出す。だが、変異株の挙動は予想できず、集団免疫の獲得は容易ではない。

いずれにしても、政府と、その周辺の専門家が仕切るコロナ政策は、今後「歴史の審判」を受けることになるだろう。権力中枢の「内輪の事情」や「駆け引き」で下された判断が的確だったかどうかは、最前線でたたかった人たちの「現場・現物・現実」のリアリティで洗い直さなくてはならない。ささやかながら、この本が、その一助になればと願っている。

本書は、月刊誌『世界』二〇二〇年一〇月号から二〇二一年一一月号に連載した「コロナ戦記」をもとに加筆、再構成してまとめた。編集長の熊谷伸一郎氏には連載中から単行本化まで、一貫して支えていただいた。取材に応じてくださった方々の思いと言葉が執筆する私の背中を押してくれた。心より厚く御礼を申し上げます。

二〇二一年一〇月

山岡淳一郎

新型コロナと政治をめぐる出来事

2020年	
日付	出来事
1.15	国内の新型コロナ患者第一例，確認．中国ツアー客，屋形船を利用．
1.23	武漢市，都市封鎖．厚労省が新型コロナ感染症の「症例定義」示す．
2. 6	クルーズ船のダイヤモンド・プリンセス号，横浜大黒ふ頭着岸．
2.13	和歌山県，済生会有田病院のクラスター発生の記者会見．
2.14	東京都，屋形船でのタクシー組合新年会・クラスター発生の記者会見．
3.19	永寿総合病院で10人が発熱，アウトブレイク(感染爆発)起きる．
4. 3	西浦博教授，「人と人との接触八割削減」を求めるデータ発表．
4. 7	緊急事態宣言第1回(〜5.25)．第1波．厚労省，PCR検査抑制．
4.17	アベノマスク配布開始．
5. 7	レムデシビル特例承認．
5.25	安倍首相，第一波収束に「日本モデルの力示した」と自賛．
6. 2	「東京アラート」発令．小池百合子都知事，「夜の街」自粛，呼びかけ．
6.17	通常国会が閉幕．
6.24	西村担当相，専門家会議の廃止発表．
7. 5	東京都知事選，小池氏，再選．
7. 6	新型コロナ感染症対策分科会第1回．
7.12	沖縄で感染拡大，北谷町でPCR検査．米軍基地内でクラスター発生．
7.22	政府，「Go To トラベル」を開始(10.1〜東京都参加)．第2波．
8.28	安倍晋三首相，辞任．「新型コロナ対策パッケージ」を公表．
9.16	菅義偉氏，総理就任会見．「来年前半までに全国民のワクチン確保」表明．「自助・共助・公助」を訴える．
11.16	来日したバッハIOC会長，菅首相を表敬訪問．
11.26	西村担当相，「勝負の3週間」と対策強化アピール．
12.17	静岡県で自律的な病院長会議開催(以後，2週に1度)．第3波．
12.25	菅首相，分科会の尾身会長，記者会見で「緊急事態宣言，出す状況にない」．病床への緊急補助を発表．

2021年	
日付	出 来 事
1. 8	緊急事態宣言第2回(～3.21). 東京で受診できず, 在宅死, 増える.
1.28	墨田区, 地域完結型コロナ対策, 自宅待機者ゼロ.
2.12	ファイザー製ワクチン第一便到着. 17～医療従事者, 接種開始.
4. 8	アストラゼネカワクチン,「接種後の血栓に関連性」EU当局.
4.25	緊急事態宣言第3回(～6.20). 第4波, 大阪で在宅死, 増える. アルファ株, 猛威. 大阪人口当り死亡数, 一時世界最悪レベルに.
5. 7	菅首相,「ワクチン接種1日100万回」掲げる. 五輪世論調査で「延期」「中止」が8割超(朝日新聞5.15～16).
5.24	東京・大手町にワクチン大規模接種センター開設.
6. 8	東京都, 男子中学生のデルタ株感染を確認.
6.11	菅首相, G7サミットで東京五輪・パラリンピック開催を公約.
6.16	「五輪は苦しい状況のみなさんに勇気与える」安倍前首相.
6.18	尾身氏ら専門家有志の会,「無観客」提言. 開催の是非に触れず.
7. 6	イスラエル, ワクチン予防効果, 変異株で64% に減少.
7. 8	西村担当相, 飲食店への酒類停止「金融機関から圧力」発言.
7.12	緊急事態宣言第4回(～9.30). 第5波.
7.23	東京五輪開幕(～パラリンピック閉幕9.5). 大会期間中, 感染爆発.
7.28	五輪でコロナを甘くみる「楽観バイアス」が指摘される.
8.21	東京都の自宅療養者・待機者計約4万人. 受診できず, 在宅死, 急増. 医療崩壊. 50代以下の現役世代の死亡割合, 増.
9. 3	抗体カクテル療法の外来患者への日帰り投与始まる.
9. 9	菅首相, 自民党総裁選への不出馬を表明.
9.21	東京都, 発熱外来の医療機関リストをようやく公表.
9.24	ファイザー, モデルナワクチン接種後の一定期間内死亡例1200人超.
9.29	岸田文雄氏, 自民党新総裁に選出.
10. 4	ワクチン2回接種が全人口の60% 超.
10. 8	岸田首相, 所信表明で司令塔強化, 人流抑制などの法改正掲げる.
10.14	衆議院, 解散. 総選挙, 19日公示, 31日投開票.

山岡淳一郎
1959年愛媛県生まれ．ノンフィクション作家．「人と時代」「公と私」を共通テーマに政治・経済，医療，近現代史など分野をこえて旺盛に執筆．時事番組の司会，コメンテーターも務める．
著書に『後藤新平 日本の羅針盤となった男』(草思社文庫)，『ゴッドドクター 徳田虎雄』(小学館文庫)，『原発と権力』『ドキュメント 感染症利権』(共にちくま新書)，『医療のこと，もっと知ってほしい』(岩波ジュニア新書)ほか多数．東京富士大学客員教授，一般社団法人デモクラシータイムス同人．

コロナ戦記 医療現場と政治の700日

2021年11月5日　第1刷発行

著　者　山岡淳一郎《やまおかじゅんいちろう》

発行者　坂本政謙

発行所　株式会社 岩波書店
〒101-8002 東京都千代田区一ツ橋2-5-5
電話案内 03-5210-4000
https://www.iwanami.co.jp/

印刷製本・法令印刷

ISBN 978-4-00-022977-7　　Printed in Japan

ドキュメント
分水嶺
コロナ対策専門家会議
河合香織
四六判二三四頁
定価一九八〇円

コロナ禍の東京を駆ける
―緊急事態宣言下の困窮者支援日記―
稲葉剛
小林美穂子
和田静香 編
四六判一九八頁
定価二〇九〇円

武漢支援日記
―コロナウイルスと闘った68日の記録―
査瓊芳
宋春暁 訳
四六判二七二頁
定価一九八〇円

コロナ後の世界を生きる
―私たちの提言―
村上陽一郎 編
岩波新書
定価九九〇円

生きのびるマンション
―〈二つの老い〉をこえて―
山岡淳一郎
岩波新書
定価八五八円

岩波書店刊
定価は消費税10%込みです
2021年11月現在